AF611041

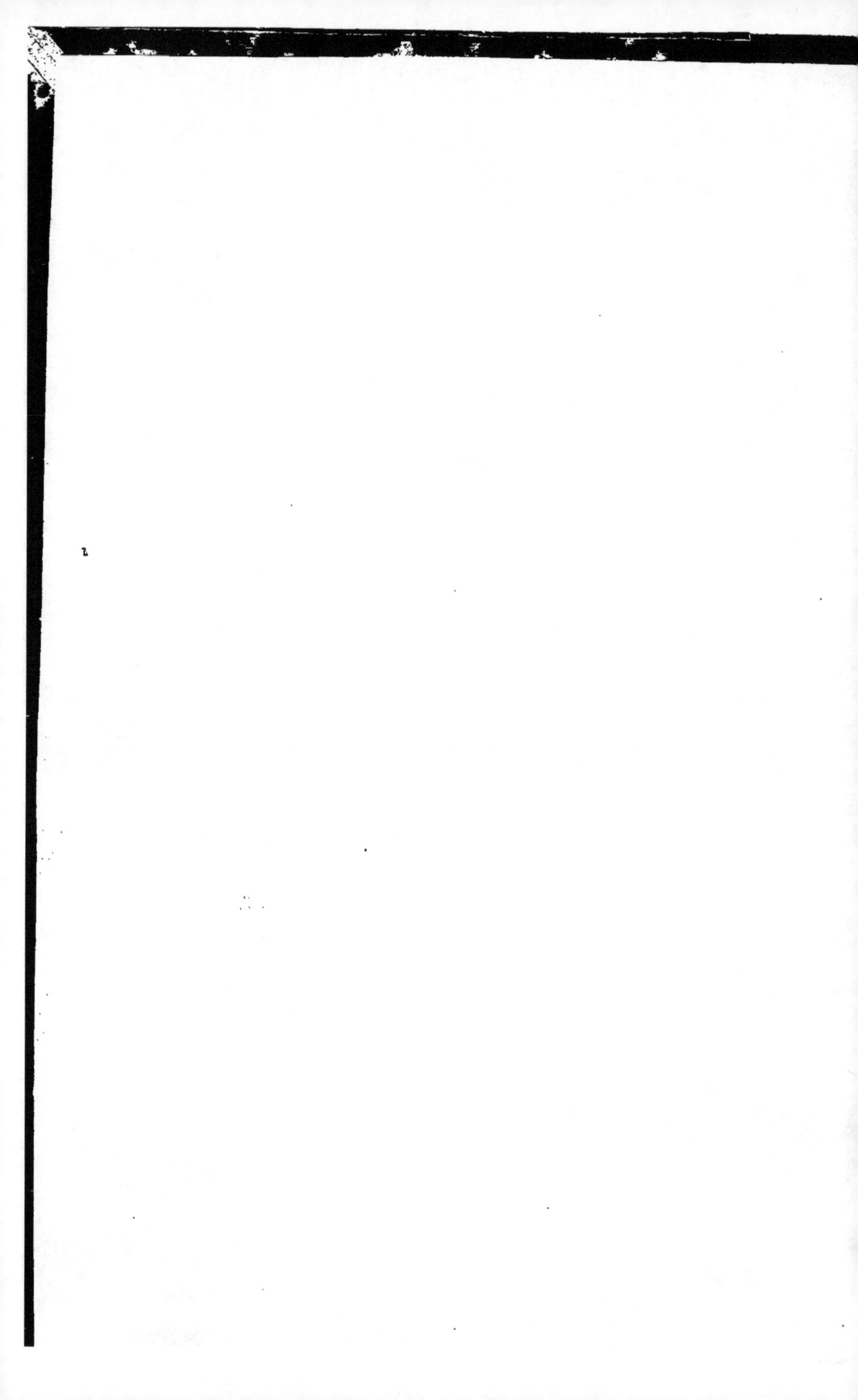

ORTHODOXIE MAGNÉTIQUE

CATÉCHISME RAISONNÉ

DE

L'ASPIRANT MAGNÉTISEUR

NOTA. — Ce *Catéchisme*, revu et quelque peu augmenté par l'auteur, a fait partie, en 1854, des numéros de septembre, octobre et novembre du journal l'*Union magnétique*, journal de la Société philanthropico-magnétique.

LAGNY. — Typographie de VIALAT et Cie

ORTHODOXIE MAGNÉTIQUE

CATÉCHISME RAISONNÉ

DE

L'ASPIRANT MAGNÉTISEUR

PAR

J.-A. GENTIL

Membre de la Légion-d'Honneur, etc.

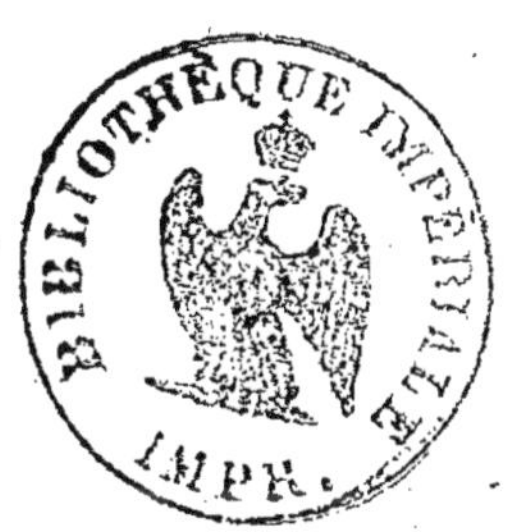

Au célébrissime docteur. . . du Planty.

Tout docteur et marquis que tu es, toi qui censures et blâmes mes écrits, si tu es seul à le porter, va! je te le prédis, ces mêmes écrits iront beaucoup plus loin que ton nom.

Pulvis es et in pulverem. . . . . $\frac{28}{18-54.}{10}$

J.-A. GENTIL.

PARIS

CHEZ L'AUTEUR, RUE DU 29 JUILLET, 7

EN SON CABINET DE CONSULTATIONS MAGNÉTIQUES

CHEZ E. DENTU, LIBRAIRE-ÉDITEUR

PALAIS-ROYAL, GALERIE VITRÉE, 13

1855

ORTHODOXIE MAGNÉTIQUE

CATÉCHISME RAISONNÉ

DE

L'ASPIRANT MAGNÉTISEUR

ÉNIGME PROPOSÉE AUX DOCTEURS.

Des cirons apercevant les narines sèches de grands hommes à figures d'ânes, y trouvèrent passage pour arriver à leur cerveau vide, s'y établirent à l'aise et tendirent de tous leurs efforts à leur apprendre à parler..... Puis les grands hommes aux pieds plats se vengeront un jour des cirons.

AMEN DICO VOBIS, QUIA UNUS VESTRUM ME TRADITURUS EST.

PRÉAMBULE.

Au moment d'écrire ce préambule, quelque embarras que j'éprouve à ouvrir la tranchée, laissons un peu Mesmer de côté, et, malgré tout le respect qu'il m'inspire, abandonnons à son chantre habituel le soin d'entonner ses louanges, bien méritées du reste. Il s'en acquitte d'ailleurs mieux qu'aucun autre, ce maître dont, fort souvent, les accents délicats m'ont profondément ému; mais que l'injustice, l'envie, l'ingratitude, les dénigrements sans mesure des soi-disant savants de son époque, et de tant et tant d'autres hommes auxquels il a infusé sa science et ses procédés, — sans compter bien d'autres mécomptes encore... — ont fatalement transformé en fossoyeur des vivants et glorificateur souvent exagéré des morts.

Je conçois trop bien cette regrettable disposition de son esprit pour trouver en moi la force de le blâmer : elle est la conséquence de l'état d'une âme devenue à jamais inquiète et chagrine ; et lorsqu'on se sent abreuvé de fiel par les vivants, on se complaît, en inclinant le regard vers les tombes closes, à y chercher enfin des vertus, des consolations et un appui qu'on ne rencontra que trop rarement dans le champ de l'activité ; ou bien, par cet effet de ressentiment des maux qu'ont dû, nous ayant devancés, éprouver en leur longue carrière parcourue, des hommes à tout instant flagellés de ces mêmes verges qui nous mettent les chairs en lambeaux, nous nous unissons à eux, croyant comprendre qu'un même sort nous relie à travers le temps écoulé, et qu'entre eux et nous il y a une indestructible confraternité, cimentée par les décevantes illusions et de profondes misères, résultant du fait d'une secrète transfusion de principes.

Oh ! je te comprends, toi, **DUPOTET**, que chacun ici a déjà pu reconnaître ; je te comprends, toi qui portes le poids de tant de peines ; mais je plains ta faiblesse qui se lit à travers tes persévérants efforts. Trop souvent tu as oublié ces deux charmants vers de Virgile, qu'il t'eût fallu répéter chaque jour à tes heures de découragement : alors, quel que dût être ton sort ici-bas, le pied posé sur cette terre d'où sortira le marbre qui t'immortalisera, et de ta tête écartant la nue, tu te fusses senti grandir encore. Ces vers enivrants, répétons-les ensemble :

Os homini sublime dedit, cœlumque tueri
Jussit, et erectos ad sidera tollere vultus !

Encore quelques années ajoutées à celles que tu comptes, et épanoui dans un milieu surhumain, tu jouiras avec félicité et ravissement des travaux auxquels, touché du doigt de Dieu, fut consacré ton passage en ce monde.

Je tourne souvent mes regards vers ton foyer, à travers l'espace infranchissable qui nous sépare ; car ici nous sommes rivés aux fins terrestres, mais il y a longtemps que *devant*

Dieu je me sens réconcilié avec toi. Et lorsque, jouissant des biens présents et désormais faciles à recueillir, de jeunes champions, ignorant tes douleurs, parleront légèrement des efforts dépensés pour une cause que tu défendis sans cesse, que tu élevas toujours, et à laquelle *ta persévérance aura eu le mérite de rallier l'humanité*, je serai constamment prêt à dire que, déjà épuisé par le travail dès avant qu'ils naquissent à ce monde, ou ouvrissent leur esprit à ta science, ce champ arrosé de ta sueur et de ton sang, dans lequel ils moissonnent si facilement à cette heure, fut chaque jour péniblement hersé par toi; que, comme homme et comme beaucoup de nous, tu eus d'heureux moments de grandeur souvent noyés dans des instants de faiblesse; que, par tes constants efforts, donnant beaucoup à l'espérance, chaque fois que tu lui demandais d'adoucir tes besoins, tu ne voyais apparaître que la déception aux mains pleines de fruits amers; qu'au prix des plus grandes douleurs, tu as débarrassé le chemin des épines qui t'ont si profondément meurtri; que tes joies ont été rares et de bien courte durée; qu'armé moi-même contre toi, *en tant que tu te montreras agresseur froidement inique et âpre*, on me verra t'atteindre avec cette même vigueur dont je saurai également me faire honneur pour te défendre contre d'injustes attaques (1).

Après avoir publié, en 1853, mon *Manuel de l'Aspirant magnétiseur*, et avoir augmenté d'une seconde partie mon *Guide des Incrédules*, devenu en sa deuxième édition le *Guide du Consultant et des Incrédules*, avoir traité en l'un et en l'autre de ces deux ouvrages, ici, la

(1) M. Dupotet a voulu me faire incarcérer, et, au banquet mesmérique qu'il présida en 1847, a fait intervenir la garde, parce que je réclamai contre l'exclusion arbitraire et inqualifiable de Marcillet et du docteur Viancin...

L'aussi savant que zélé docteur Viancin, mort à la fleur de l'âge, et dont, à peu de temps de là, M. Hébert, le digne et inséparable sosie de M. Dupotet, fit pompeusement l'éloge nécrologique, était alors, de compagnie avec M. l'abbé Loubert, aumônier de la Salpêtrière et philosophe distingué, directeur-fondateur d'un journal magnétique ayant pour titre : *l'Anthropologie catholique*, journal qui paraissait concurremment avec celui qu'a fondé et que dirige encore M. Dupotet. Marcillet et Viancin étaient amis...

En souvenir de ce triste banquet, je me suis vu, en outre, à partir

question des *Tables dansantes* et là celle des *Tables parlantes*, je me suis vu, tant sont grandes aujourd'hui les préoccupations magnétiques, conduit à la nécessité de publier un *Catéchisme raisonné*.

Mais d'abord, qu'est-ce qu'un catéchisme? Faut-il nous borner à dire que catéchisme vient de κατηχισμος, fait de κατηχιζειν, qui signifie : enseigner de vive voix, faire retentir aux oreilles; ou mieux, ne devons-nous pas comprendre que catéchisme est formé de κατα, contre, et de σχισμα, division, schisme? En adoptant cette dernière signification, qui est aussi la plus rationnelle, on est conduit à se demander comment il se fait qu'il y ait déjà division, relativement à une science qui n'en est encore qu'à répandre ses premières lueurs, relativement aux flots de lumière dont elle est appelée à tout inonder... y compris les savants du jour, qu'elle abreuve déjà tant et qu'elle emportera demain, sans plus de miséricorde que s'ils n'étaient que de pauvres ignorantins?

C'est que, pour expliquer le magnétisme et les effets qui en dérivent, il faut préalablement — et je le répéterai sans cesse — s'attacher à bien étudier, comprendre et définir ce qu'expriment dans leur sens le plus développé des mots tels que : *substance universelle;* quelle est la dernière limite du matériel, et ce qu'embrasse et contient l'immatériel ; ce qu'est la densité la plus considérable de ce que nous appelons concrétion et condensation, et quelle est l'expression la plus étendue de ce que nous appelons vaporisation et éthérisation ; ce qu'est Dieu, principe omniprésent et générateur de toutes choses, abstraction faite de cette figure d'un autre temps qui le représente *assis* dans le royaume des cieux, et

de ce même moment, moi, l'un des fondateurs du Jury magnétique, considéré que je fus comme indigne, insoumis aux caprices du maître, sans doute!... je me suis vu tenu à l'écart de ce futur cénacle, toujours exclusivement présidé par M. Dupotet. Qui plus est, la vengeance étant le plaisir des dieux, et apparemment aussi des demi-dieux, je la vis, en 1852, s'appesantir sur moi, sous forme d'un arrêt de proscription, alors que m'écartant de la politique et voulant rentrer dans le magnétisme, je témoignai le désir de redevenir membre de la Société du mesmérisme dont M. Dupotet est le président, et dont j'avais honorablement fait et volontairement cessé de faire partie dès avant l'affaire du banquet de 1847.

Il est vrai qu'en 1853, j'ai été invité à rentrer dans le giron ; mais... mes justes conditions semblèrent trop dures. SUUM CUIQUE.

conséquemment circonscrit et contenu, tant dans une forme que dans un espace limité; aussi bien comme lorsqu'on nous le peint enlevant, *de ses mains*, une côte à Adam pour créer la femme; ce qu'est l'homme, ce dont il participe, ce qu'il émane sans cesse, et quelle en peut être la plasticité durable et la force de rayonnement. Où s'arrête, pour lui, dans quelque état qu'il soit, la mesure de développement des sens de la vue, de l'ouïe et de l'odorat, sans parler de la finesse du toucher et du goût. Ce qu'est, enfin, la mesure de la puissance d'action des infiniment petits, des insaisissables et des impondérables; et, par exemple, et pour rentrer dans le cadre de mon sujet, par l'observation journalière d'un fait connu de tous, ce qu'est, attestée par tel sens de notre chien, la puissance excessive de cette faible portion de nous-mêmes déposée à notre insu sur le sol que nous foulons en marchant, aussi bien que sur les objets que simplement nous touchons, que nous lançons au loin à travers champs et qu'il nous rapporte sans les avoir vus : substance émanée de nous, mais à tel point invisible et insaisissable, que si le fait n'était connu et affirmé par tous, nos savants le nieraient après s'être en vain, à l'effet de le saisir et constater, frotté le nez sur nos trottoirs et avoir usé leurs lunettes sur nos pavés.

Et maintenant, je me hâte de borner là ce grand préambule d'un petit catéchisme, car je sens que si je me laissais aller à mon entrain, je me trouverais avoir bientôt écrit un volume cher... à l'impression.

> Tout se meut au sein de la lumière, tout est visible. Tout ce qui est ignoré aujourd'hui peut être connu demain ; car la chose *étant*, elle ne demande, pour être connue, qu'à être perçue ; et elle sera perçue infailliblement un jour ou l'autre, vu qu'elle est perceptible de sa nature. Il faut l'instrument, il faut l'instant opportun ; ou bien il faut, comme dans certains moments de somnambulisme et d'expansivité suprême, la fusion dans TOUT qui *est*.

Demande. Qu'est-ce que Dieu?

Réponse. L'esprit des hommes n'ayant pu s'ouvrir à l'intelligence de tout ce qui *est*, du but de sa création et de sa fin dernière, ils ont dû penser qu'existait en dehors d'eux un pouvoir suprême et impénétrable, dont ils se sont efforcés à rendre l'idée saisissable et transmissible en la qualifiant et personnifiant sous ce nom.

D. Quelles sont les œuvres de Dieu?

R. Tout ce qui est : l'homme lui-même n'ayant pouvoir que de confectionner — *cum facère* — et non de créer quoi que ce soit, pas même le plus léger atome, et l'homme ne pouvant vivre et opérer sa reproduction qu'en se sustentant à l'aide de ce qu'il plaît à Dieu de créer.

D. Où Dieu réside-t-il?

R. Partout.

D. Est-il visible?

R. Oui, mais seulement dans ses œuvres dont il est inséparable ; car, étant partout et jouissant seul de la puissance créatrice, il ne peut créer qu'en empruntant à la substance même dont il demeure inséparable, puisque cette substance, qui vient de lui, présent partout, demeure indéfiniment contenue dans son sein, quel que soit l'aspect sous lequel elle s'offre à nos yeux.

D. Pourquoi Dieu n'est-il visible que dans ses œuvres?

R. Parce que la substance inconcrète dont il *est*, se trouve, en tant qu'il ne la condense pas, à l'état tellement fluide, subtil et éthéré, qu'elle est présentement insaisissable à nos sens.

D. Quelle est la substance dont Dieu *est?*

R. La substance dont Dieu *est*, est tout à la fois intelligence et lumière, chaleur et électricité.

D. Toutes choses créées par Dieu participent-elles de cette substance?

R. Oui, quelles que soient leur forme et leur nature, toutes les choses créées empruntent leur existence à cette substance, épanouissement de Dieu, que Dieu présent partout a puissance de condenser et de concréter sous tel aspect qu'il lui plaît; et toutes choses créées cessant *d'être*, retournent, par le fait de leur décomposition et de leur fluidification illimitée, se fondre en ces quatre éléments de la substance universelle : car tout ce qui *est* participe de la lumière et de la chaleur, est animé par l'électricité, et tout ce qui est, *étant de Dieu*, participe de son intelligence, *inséparable de tout ce qui vit* et émane de lui.

D. Quel but et quelle fin doit-on assigner à tout ce qui est?

R. En l'état toujours profondément obscur de nos connaissances à ce sujet et d'excessive imperfection de tout ce qui nous entoure, nous pouvons croire que, par suite de la récente formation de notre planète, nous serons — en tant qu'elle subsistera — constamment soumis à un travail d'épuration de la substance dont elle est formée ainsi que nous; substance continuellement fluidifiée, éthérisée et recondensée, dont la perpétuelle épuration dégagera toujours le mieux du bien et devra, en s'éthérisant de plus en plus, nous transformer et nous conduire au bonheur en nous régénérant et revivifiant constamment; car nous sommes le continuel aliment de Dieu, en qui nous rentrons sans cesse par l'épanouissement illimité, pour enfin passer, peut-être successivement, à travers d'autres mondes plus épurés que le nôtre, et concourir encore au travail *forcé* et perpétuel d'un Dieu intelligent et actif et perpétuellement créateur. L'homme étant impuissant à créer quoi que ce soit, et Dieu seul créant, la fonction de Dieu est donc essentiellement de créer. Dieu crée et s'attache à la création; il souffre de ses imperfections, comme nous souffrons de celles de nos œuvres, et il tend sans cesse à parfaire. Dieu est parfait par rapport à nous; mais, confondu dans ses œuvres, sa perfectibilité n'est toujours que relative, et comme Dieu ne peut être l'immobilité, nous voyons toujours se produire le mieux.

Dieu est notre père à tous, et, semblable au bon père de famille, il nous aime tendrement et souffre de nos douleurs ; il nous commande *l'amour et le travail* que nous commandons aussi à nos enfants, et que l'instinct seul leur commande comme à nous ! et tous nos instincts nous viennent de Dieu... Dieu concourt de tout son pouvoir à notre bonheur, nous conviant sans cesse à y concourir nous-mêmes : et de même qu'un grand artiste, dont le mérite s'accroît constamment et qui ne peut demeurer dans l'inertie, Dieu concourt chaque jour à la perfection plus grande de ses œuvres.

Nous sommes, parce que la fonction de Dieu étant nécessairement de créer, nous nous trouvons être une conséquence inévitable de cette fonction, et que, sous peine de néant, il fallait que quelque chose fût. Dieu ne pouvant se complaire au milieu du néant, qui est un mot incompatible avec l'idée de Dieu présent partout, et la fonction de Dieu étant de créer, **NOUS SOMMES** ; il nous aime et il doit nous conduire infailliblement au bonheur par la révélation, le développement de l'idée et la perfection de nous-mêmes et de toutes choses, la mort étant notre continuel agrandissement.

Ce serait en vain que présentement nous nous efforcerions à mieux nous expliquer et comprendre Dieu ; longtemps encore nous n'arriverons qu'à le pressentir aussi vaguement que confusément ; et il n'en peut et doit être autrement, car, en l'état d'enfance, d'ignorance et d'impureté dans lequel nous sommes, il perdrait toute sa majesté à nos yeux aussitôt qu'il pourrait être compris et expliqué sûrement par nous.

Nous adorâmes le soleil et la lune, nous tremblâmes au bruit du tonnerre tant qu'il nous fut refusé de les connaître ; mais du moment que la science parvint, en quelque sorte, à les disséquer et les analyser, ils virent s'éteindre l'expression de nos respects. Il ne peut en être de Dieu comme de l'un ou l'autre de ces astres, non plus que comme d'une comète dont nous pouvons assigner la distance, mesurer le développement et prédire le retour avec certitude. Dieu, majesté suprême autant que sublime, ne doit apparaître qu'environné du plus grand mystère à notre imagination mal assise et toujours impuissante à le pénétrer, bien que vive ; autrement nous cesserions bientôt de tourner vers lui ces pensées et ces regards qui, quoique incertains, nous en rapprochent par l'expression du désir et nous mènent au progrès.

L'idée de l'infini et de l'immense multiplicité des mondes étant présente à notre esprit, quel que soit Dieu et où qu'il soit — s'il pouvait être personnellement visible — il n'est présentement pour nous autres, habitants de notre pauvre petit globe, que l'expression du principe de vie et d'intelligence se manifestant par rayonnement et vibrations ; et en dépit de tous ceux qui, semblables aux grenouilles devant le soliveau, voudraient pouvoir sauter dessus pour juger de quel bois il est fait, Dieu est et demeurera longtemps pour nous *l'être incompris;* car, pour le comprendre et surtout pour le connaître, il faudrait que notre monde pût entrer en relations positives et complètes avec l'ensemble des mondes existants. En dehors d'une fusion pareille, nous ne pourrons jamais connaître la cause *indubitable* de notre existence comme monde et comme individus, non plus que le commencement et la fin.

D. Comment l'homme fut-il créé?

R. Adam et Eve ne sont autre chose qu'une récréative fiction, sinon un roman dicté par l'ignorance, soutenu par le mensonge, et prenant son point d'appui sur la crédulité. Le mal, source première du bien, ne peut jamais dériver du bien ; et si Adam et Eve eussent existé, ils n'auraient jamais pu déchoir, alors que Dieu pousse constamment l'humanité vers le bien par la voie continuelle du progrès.

L'homme est un microcôme, et il participe de tout ce qui est ; vivant en l'état de société, il est en perpétuelle communion avec ses semblables, et continuellement saturé de leur essence irradiée et toujours active. Mais, vu l'état antérieur de la nature et ce que l'on en connaît, on peut affirmer que les premiers hommes furent hideux dans leur forme : ils durent naître au sein de la fermentation vaseuse, sous la zone torride. Tout être humain réunissait les deux sexes, et le premier lait qui s'offrit à ses lèvres avides fut celui des plantes marécageuses. En ce temps-là, l'herbe était déjà verte et succulente, autant que de nos jours, bien que les fleurs, *de blanches qu'elles furent toutes à l'origine*, commençassent à peine à se colorer.

L'homme fut originairement noir de peau, car telle fut

l'unique couleur des premiers animaux, et tels sont encore ceux-là dont l'espèce conservée parmi nous est présumée avoir pu habiter notre monde en même temps que l'homme y parut : ainsi, l'hippopotame, l'éléphant, le buffle, le rhinocéros, la baleine, le requin, le crocodile, quelque modifiée que puisse être actuellement leur couleur primitive, sont *bêtes noires* à nos yeux et durent être plus noires encore. L'homme qui, plus ou moins transformé, suivant les contrées qu'il habite, n'a pas cessé de nos jours d'être familier avec l'élément aquatique, sécrétant alors abondamment une substance huileuse et visqueuse, pouvait vivre et nager sans contrainte dans les marécages et, plongé dans le limon, s'y développait en même temps que les reptiles, les amphibies et toute la création primitive. C'était le chaos et la confusion ; et le mal, qui pourtant est un bien relatif, le mal était partout. Toutes les espèces se heurtaient et s'entre-dévoraient ; mais le limon acquit plus de consistance : l'eau s'en dégagea, la surface habitable gagna en étendue et les espèces se séparèrent, se classèrent en choisissant insensiblement l'élément auquel elles se trouvaient le mieux appropriées.

Dans cette situation nouvelle, l'homme fut d'abord errant ; mais la solitude étant contraire à l'homme que Dieu avait élu, il perdit sa qualité d'androgyne et dut, par ce fait, tendre à passer à l'état de société. Son premier état de société fut l'état sauvage, et il se constitua en groupes ; cet état devint l'état barbare et l'homme était encore anthropophage. Mais le bien devait sans cesse surgir du mal et la civilisation sortit de la barbarie, parce que la science naquit de l'ignorance, la tempérance des excès, l'ordre du désordre, la prévoyance de l'imprévoyance, la fusion de la confusion, l'harmonie de la désharmonie, et que la matière enfin transsuda l'esprit sous l'influence du recueillement, de la méditation et du somnambulisme qui en dériva et devint l'état le plus propice à la révélation.

D. Le somnambulisme est-il donc un état favorable à la révélation ?

R. Oui, et pour le bien apprécier et développer, il est nécessaire que tous les hommes s'attachent à l'étude et à la pratique du magnétisme.

D. Que veut dire magnétisme ?

R. Magnétisme veut dire faculté aimantive, et, dans le langage magnétique, lorsque ce mot est employé, il signifie généralement faculté conductrice, puissance émissive et directrice du fluide magnétique.

D. Qu'est-ce que le fluide magnétique?

R. C'est le principe de vitalité qui est en nous.

D. Où le rencontre-t-on?

R. Il est répandu dans toutes les parties de l'organisme.

D. Comment y est-il introduit?

R. Lorsque après l'acte de la manducation, a lieu la chimification et puis ensuite la chylification des matières alimentaires, cette chylification, d'où dérive pour nous le principe de vitalisation résultant de l'alimentation, est transportée dans toutes les parties de notre organisme; et ce principe, qui s'en dégage à l'état de fluide extrêmement subtil, emprunte et revêt ensuite une teinture de toutes les parties constitutives de notre être, qui, lors de l'acte de la copulation suivi du coït, nous permettra de donner à ceux que nous procréerons une forme, un extérieur et même des qualités morales semblables aux nôtres. Mais si, le travail de chylification ayant eu lieu et se trouvant réparti dans tout notre organisme, nous émettons, par acte de magnétisation volontaire et fréquent, ce fluide vital appelé à se condenser dans le cerveau, pour fournir la liqueur séminale propre à la reproduction des êtres, nous transfusons en autrui, à l'état de fluide vitalisant, cette essence de *prolificité* qui est en nous, et nous devenons d'autant moins ardents, d'autant moins propres à l'acte de la reproduction de notre espèce que nous magnétisons davantage; car nous ne pouvons donner en semence ce que nous avons fauché en herbe.

Émis de la sorte, le fluide magnétique déverse immensément de force et concourt ainsi au rétablissement de la santé de celui que nous actionnons, parce que ce fluide n'est autre que le principe de vie, de force et de reproduction de nos semblables, que Dieu met en nous chaque jour et qu'il nous permet de transfuser par un simple effort de volonté ou de puissant désir chrétien, chez notre semblable en qui la désharmonie s'est produite en altérant sa santé.

D. D'où dérive le mot magnétisme?

R. Il dérive du mot grec Μαγνης, dont fut formé le mot latin *Magnes;* lesquels mots veulent dire : aimant.

D. Qu'est-ce que l'aimant?

R. L'aimant est un minerai appelé pierre d'aimant et aussi pierre à aimanter.

D. Quelles sont les propriétés principalement inhérentes à ce minerai?

R. Ce minerai jouit, ainsi que ses fragments, d'une force centrifuge, et, lorsqu'il est mis en présence du fer, cette force centrifuge rayonne instantanément dans la direction du fer, qu'elle atteint et pénètre par irradiation et attire aussitôt.

D. Pourquoi le fer, plutôt que le plomb, l'or ou l'argent, est-il attiré par l'aimant?

R. Le fer seul est attiré par l'aimant, parce que le fer se trouve pourvu, mais en puissance relativement infinitésimale, de qualités analogues, et c'est par le fait de ces affinités, expliquées par la loi des semblables, que le fer se rapproche de l'aimant. Le fer devient aimant à son tour, lorsqu'au moyen de l'aimant se trouve développée et accrue la faculté aimantive qui lui est originairement inhérente. Mais pour que ce principe aimantif devienne apparent, il n'est pas même constamment besoin du secours que l'aimant peut prêter au fer.

D. De quels faits probants pouvez-vous exciper relativement à cette dernière observation?

R. Nous voyons tous les jours que des hommes très-sensiblement pourvus de facultés aimantives, aimantent tous les morceaux de fer ou d'acier, limes et autres outils qu'ils tiennent quelque temps dans leurs mains. Chacun sait que beaucoup d'horlogers sont obligés de renoncer, et parfois ce n'est que temporairement, à leur état, parce qu'ils aimantent toutes les pièces de fer ou d'acier qu'ils touchent. Quantité de femmes, adonnées aux travaux d'aiguille, aimantent ciseaux et aiguilles en les touchant quelques instants, c'est-à-dire développent et accroissent en même temps ce principe aimantif qui, dans le fer, se trouve originairement à l'état latent.

D. Quel rapport existe-t-il entre l'action de ce minerai appelé aimant, et, chez l'homme, l'action de ce que plus haut nous avons appelé magnétisme?

R. L'homme étant aussi pourvu de facultés aimantives, dites attractives, c'est en vertu de ces facultés qu'il absorbe d'abord, et puis s'assimile, au sein de l'air ambiant, les molécules propres au fonctionnement de ses organes ; aussi bien comme il absorbe et s'assimile les molécules alimentaires propres à la chylification. Ces différentes molécules, absorbées et élaborées par lui, développent et augmentent ses facultés aimantives ou magnétiques.

D. A quoi peut tendre chez l'homme le développement de ces facultés aimantives?

R. Sans parler des différents genres d'influence que l'homme peut exercer par l'expansivité de ses qualités aimantives, je me bornerai à dire que, par le simple recours à l'action magnétique connue sous le nom de *passes*, l'homme peut, chez son semblable, ralentir ou activer la circulation et l'expansivité du fluide vital.

D. Qu'est-ce que les magnétiseurs entendent par fluide vital?

R. Par fluide vital, ou mieux fluide magnétique, les magnétiseurs entendent ce composé d'air, de chaleur et d'électricité atmosphérique que nous puisons tous aux sources de la vie commune à tous; lequel pénètre et sature nos organes, donne lieu à la circulation du sang, permet nos mouvements, provoque le développement de la pensée, et communique à tout notre être la sensibilité dont il se montre pourvu sous tous les rapports moraux et physiques.

D. Le fluide magnétique est-il tant soit peu perceptible à la vue?

R. Ce fluide, émanant directement, n'est pas perceptible aux yeux de l'homme en état de veille; mais il est perceptible pour le somnambule lucide, qui en accuse la variété d'aspect, colorée suivant la constitution, le pôle ou l'état de santé du magnétiseur.

D. Ce fluide est-il pondérable?

R. Présentement, ce fluide insaisissable n'est encore ni pondérable, ni *analysable;* mais je crois que bientôt il en sera autrement.

D. Quelle raison en pouvez-vous donner?

R. Celle de la condensation des fluides et de la confection d'instruments ou moyens d'analyse qui manquent en ce moment, et qu'on créera certainement demain ; tant aujourd'hui il y a d'esprits tournés vers le magnétisme.

D. Comment présumez-vous que s'opérera la condensation et l'analyse du fluide magnétique?

R. Pour répondre péremptoirement à cette question, il me faudrait en chimie des connaissances qui me manquent, et dont l'absence est cause, sans doute, que je crois que si j'étais chimiste, je me serais tant ingénié à trouver ce moyen, que j'ai l'assurance, peut-être présomptueuse, que je l'aurais trouvé. Mais, sur ce, je vais dire avec simplicité pourquoi la chose me semble facile.

Lorsque, à l'intérieur d'une maison, je m'approche d'un bec à gaz mal fermé, et dont chacun dit que le gaz doit s'échapper, par suite de la mauvaise odeur qui se répand, *je vois*, le plus souvent, *que je ne vois rien;* mais parfois aussi j'entends un sifflement accusateur : cela a lieu lorsque le gaz est poussé avec force par l'air qui s'échappe en même temps que le gaz.

D'autres fois, aucun bruit n'a lieu, la mauvaise odeur devient intolérable, le gaz est très-dilaté, en raison de sa qualité de fluide indéfiniment extensible, et l'air semble ne plus tendre à s'échapper par le sommet perforé du bec; cependant, si on met un papier léger ou une légère bande de gaze argentine au dessus de ces multiples perforaisons que l'œil aperçoit, il y a, par un insensible mouvement imprimé, et par l'incandescence au besoin, manifestation apparente de déperdition du fluide toujours invisible. Ce fluide, tout invisible qu'il est, est de nature à être absorbé en certaines combinaisons, susceptibles d'être soumises à l'analyse, avant comme après leur saturation ; et cette pensée me fait ajouter cette autre remarque : J'observe chaque jour que ce gaz hydrogène, fluide invisible extrait de cette matière noire et très-noire que nous appelons charbon de terre, est, quoique émanant d'elle, tant et si noire, nullement visible ; et pourtant lorsque, dans une des rues de la ville, une fuite de gaz a lieu à travers des conduits souterrains, et que, fatiguée des obsessions réitérées des gens du voisinage, l'administration se décide à dépaver la rue et à fouiller le sol, j'observe, dis-je, qu'au dessus du conduit d'où s'est échappé le fluide invisible, la terre, *noircie* par son passage, son infiltration et sa saturation, présente souvent ce noir aspect qui la fait ressembler à de véritables morceaux de charbon de terre ou de coke. Dans ces conditions, la terre, analysée chimiquement, attestera la présence du gaz, ainsi que tel ou tel corps, bon conducteur, saturé longuement de fluide magnétique, et plongeant dans de l'eau distillée, pourrait, ce me semble, y conduire et permettre d'y attester la présence de ce fluide facile alors à étudier. Ceci, la chimie, assurément, le fera un jour; je regrette que ne l'ait pas encore fait M. Dupotet, assisté de son digne élève M. Hébert (1).

D. Quel avantage pourrait-on retirer de l'analyse du fluide magnétique?

(1) Le *premier* dispensaire magnétique qu'aura vu Paris, ne sera pas précisément celui que, — tant oublieux qu'ils s'efforcent toujours de paraître à l'égard des établissements de ce genre qui fonctionnent ou ont déjà fonctionné, — MM. Hébert et Dupotet nous disent, dans leur numéro du 10 mars, qu'ils sont, *eux les premiers*, prêts à créer et surveiller, si toutefois, — et la chose est assez bien dite, — la philanthropie des amis du magnétisme veut bien leur venir en aide. Ainsi parlait le *père Bilboquet !...*

En 1847, M. Hubert, avocat et partisan du magnétisme, le même qui en 1848 fit des cours publics de magnétisme dans les salons du passage Jouffroy, et madame Birette, excellente somnambule et maîtresse sage-femme de la Faculté de médecine de Paris, fondèrent, de leurs propres deniers et à leurs risques et périls, un dispensaire magnétique, rue de la Pépinière, n° 31, dans un ancien hôtel sis entre cour et jardin en dépendant.

J'ai plusieurs fois visité ce dispensaire, auquel était attaché un docteur de la Faculté de Paris. Il y avait plusieurs chambres réservées aux malades aisés, désireux d'être pris en pension; mais tous les jours, de dix à cinq heures, des malades pauvres, proprement vêtus, étaient traités gratuitement au moyen du *réservoir magnétique*, et tous les dimanches les indigents pouvaient s'y présenter de neuf heures à midi.

Le réservoir, ou baquet magnétique, était magnifique; c'était une véritable pièce d'art; il était aussi d'une grande force. Son diamètre, à sa partie supérieure, recouverte d'une belle nappe d'étain fin toujours en parfait état de propreté, excédait 1 mètre 50 centimètres, et, du centre, on voyait surgir un arbre en acier fort bien poli, lequel, verticalement placé, de sa base à son sommet terminé par une volumnieuse boule ou sphère soit de cuivre soit d'étain reversant le fluide sur l'arbre, n'avait pas moins de 3 mètres de hauteur. Ce réservoir avait été établi au milieu d'un salon pouvant contenir une quarantaine de personnes placées circulairement, et dont une vingtaine environ étaient appelées tour à tour à se mettre en communication avec le baquet, au moyen de rubans de laine longs de 3 à 4 mètres.

Entre-temps, une opération avait lieu qui présentait un grand

R. De très-grands avantages, tant en ce qui tient au somnambulisme que dans l'intérêt des malades.

D. Expliquez-vous?

R. Relativement au somnambulisme, en analysant la nature du fluide magnétique d'un homme qui, actionnant un sujet donné, provoquerait chez lui le somnambulisme et développerait sa lucidité, on acquerrait la certitude que toutes les fois qu'un individu d'une nature, d'une idiosyncrasie analogue, actionnerait un sujet de constitution analogue à celle du sujet mis en somnambulisme, et dont le fluide magnétique serait aussi soumis à l'analyse, le somnambulisme et la lucidité s'ensuivraient : conséquemment, posant ainsi la

intérêt. Chaque jour, M. Hubert magnétisait lui-même l'arbre du baquet, durant une demi-heure, avant d'introduire le public; et le public introduit, il soumettait aux plus attentifs de ses visiteurs d'élite quatre tiges d'acier, recourbées et du plus beau poli, qu'il faisait, en les vissant par l'une des extrémités, adhérer à l'arbre, tandis que l'autre extrémité pendait inclinée.

Alors étaient apportées, sur un plateau, plusieurs carafes d'égales forme et dimension, d'un cristal uni très-transparent, contenant de l'eau distillée qu'il invitait à déguster. Cela fait, il en retirait quatre pareillement remplies, les posait sur le baquet en introduisant au centre du goulot de chacune, et exemptes de toute préparation, chacune des quatre tiges pendantes jusqu'à moitié de profondeur ou centre intérieur des carafes : ainsi disposée, chaque carafe se trouvait munie de sa tige plongeante.

Les choses étant et demeurant en cet état, et les assistants ayant été mis en communication avec le baquet, on apercevait qu'au bout d'un quart d'heure environ, chaque extrémité de tige plongeant dans l'eau paraissait comme enveloppée d'une légère vapeur; puis peu à peu cette vapeur, devenue laiteuse, s'épaississait pour, sans solution de continuité aucune et plus pesante que l'eau, descendre comme en spirale au fond de chaque carafe; mais à mesure qu'elle s'épaississait et prenait corps, elle contractait une couleur d'un blanc-gris, puis enfin s'offrait visqueuse et quasi séminale, sans se fondre avec l'eau.

Qu'est devenu ce précieux baquet, qui avait coûté près de deux mille francs? 1848 arriva; je fus alors noyé dans la politique, ayant été successivement membre des comités démocratiques du département de la Seine; madame Birette mourut en 1848 ou 1849, et j'appris un jour que le matériel de l'établissement ayant été vendu *après décès*, le baquet avait été dépecé et était devenu la proie des vandales qui, aux enchères, achetèrent pour moins de dix louis, les uns l'étain, les autres l'acier, les autres l'acajou ornementé!!!

Regrets superflus... Un jour viendra, qui n'est pas loin sans doute, où, pour constater la nature et les propriétés inhérentes au fluide vital de chaque individu, il suffira tout simplement d'une sorte de *papier tournesol* sur lequel on apposera la main, ou qu'on s'appliquera quelques instants sur le front ou sur l'épigastre.

règle, on n'agirait plus qu'à coup sûr, et, en quelque sorte, comme lorsque avec un bon vaccin et un sujet placé dans de bonnes conditions, il s'agit d'inoculer le vaccin.

Quant à ce qui est des malades, et bien que les *bons somnambules* les sauvegardent par la lucidité qui dérive de cet état et la connaissance intuitive et exacte qu'on y puise de leur situation et de ce qui convient à leur rétablissement, on arriverait par appréciation intime, après étude de leur fluide vital, toujours formé d'éléments divers, à pouvoir préciser facilement quel serait l'élément qui, faisant défaut, ou quel serait l'élément qui, se rencontrant en trop grande abondance, troublerait l'équilibre nécessaire et causerait la maladie de l'être souffrant. Alors il deviendrait évident, en vertu de la loi des harmonies, qu'en faisant magnétiser le malade par un homme de nature à pouvoir transfuser en lui, ou à pouvoir expulser de lui, suivant le cas, soit le principe, soit la somme du fluide vital nécessaire au rétablissement de l'équilibre de ses fonctions physiques et morales, ce malade serait rendu à son état normal.

Je sais bien que ce que je dis là pourra paraître impraticable *à jamais* à beaucoup de gens superficiels, et conséquemment peu habitués à l'observation ; mais que ces gens-là, s'ils en sont capables, se demandent seulement un instant comment procèdent nos grands maîtres en l'art musical, et quelles difficultés ils ont à surmonter pour fonder la réputation, souvent incontestable, d'un opéra, dont toutes les partitions sont préalablement livrées, chacune séparément, à l'étude pour se fondre ensuite, toutes ensemble, en de ravissants accords; qu'ils assistent, recueillis, à l'un de nos enivrants ballets, et qu'ils se demandent à quel prix d'intelligence, de patience persévérante, d'efforts et de difficultés aplanies, l'art de la chorégraphie arrive aux admirables résultats dont nous sommes témoins chaque jour, et, sans appeler leur attention au delà, ils comprendront peut-être que tout est possible à l'homme *qui veut,* alors que déjà il est aidé, soutenu dans ses recherches par une large somme de savoir. Que si, dans l'état actuel, la somme de savoir nécessaire n'est donnée à aucun pour arriver, en ceci ou cela, aux résultats désirables, alors on doit ouvrir les yeux sur la situation, et lui prêter l'oreille lorsqu'elle crie si haut qu'il faut étendre et propager l'éducation, en élargir immensément la base, la rendre obligatoire pour chacun, la donner gratuitement s'il se peut, afin que chacun apporte sa pierre pour tous, et tous pour chacun, au profit de l'humanité entière, par l'extirpation continuelle du mal, de l'erreur, en faisant tant et tant que le bien soit, soit toujours en principe, et ne le cède qu'au mieux, sans retour possible du mal.

D. Comment définissez-vous l'action du magnétisme?

R. La puissance qu'a l'homme de déverser et faire pénétrer dans l'organisme de son semblable une somme plus ou moins grande d'électricité animalisée et intentionnalisée; laquelle a toujours pour effet, sous l'influence d'un magnétiseur sain de corps, d'accroître la richesse du sang et d'en régulariser la circulation, tout en l'activant; aussi, dans les cas de coups, blessures, purulences, dartres, ecchymoses ou tuméfactions, le magnétisme et l'eau magnétisée sont-ils souverainement curatifs.

D. Pourquoi n'avoir pas donné au fluide magnétique le nom de fluide électrique?

R. Parce que les différentes propriétés de l'électricité étant encore fort mal comprises et fort mal définies, on s'est évertué à attribuer à d'autres causes qu'à l'électricité, dont on n'a pu étudier toutes les modifications, des effets qui pourtant ne dérivent que de sa présence.

D. Les magnétiseurs reconnaissent-ils donc partout la présence de l'électricité?

R. Les magnétiseurs ne peuvent être logiques qu'à la condition de reconnaître qu'invariablement l'électricité est partout, sous des aspects et des modifications diverses; et, puisque nous en sommes là, je vais m'étendre sur cette question, et l'éclairer d'un jour emprunté à mon point de vue.

Tous nos médecins sont d'accord sur l'existence du fluide *nerveux* répandu dans tout l'organisme; mais il est loin d'en être de même relativement à cet autre fluide tour à tour appelé, par qui ne peuvent encore s'entendre, tantôt fluide sanguin ou fluide vital, tantôt fluide magnétique ou électrique, dont, en échafaudant des systèmes, on peut se créer l'idée, mais que l'observation et l'analyse ne peuvent constater *de visu*, à moins d'un état particulier qu'il n'est pas donné à tous de réaliser : je veux dire l'état de somnambulisme lucide.

Cependant, quant à ce qui est du rôle de l'électricité dans l'organisme, nous pouvons arriver facilement, par simple voie de déduction, à nous en pénétrer tous. La vie n'étant autre chose que le résultat de l'exercice de ces trois fonctions : *absorption, assimilation, émanation,* il tombe sous le sens que l'homme a la faculté d'*emprunter* continuellement à l'extériorité, partie d'éléments divers qu'il *animalise* continuellement, et *rejette* ensuite continuellement encore.

Or, l'électricité atmosphérique étant inhérente à l'air qu'il aspire et dont il s'assimile les molécules; les végétaux, boissons, aliments divers, dont il se sustente et dont il s'assimile également les molécules, contenant tous plus ou moins d'électricité, mais en contenant tous sans exception, il devient certain que l'homme absorbe en lui partie de cet élément, le modifie en l'animalisant, et le rejette enfin par voie d'émanation. Mais est-ce à dire que cette électricité absorbée d'abord, et puis modifiée en lui, soit chez lui répandue à l'état fluide dans l'organisme?

Mon opinion est qu'il n'en est pas ainsi, et que toute l'électricité que nous possédons, divisée en atomes, et renfermée comme dans autant de capsules, est contenue dans ces myriades de globules qu'on dit être, mais qui contiennent notre sang, et que la circulation charrie sans cesse.

Chaque globule serait, à mon avis, le réservoir d'une parcelle ou atome d'électricité qui s'en échapperait, en entretenant le mouvement et la vie, sous l'influence de l'action qu'exerce constamment la contractilité des fibres des organes essentiels, aussi bien que les muscles de toutes les parties du corps.

A l'égard de ces globules, la plus légère pression contractile, et surtout celle produite par les mouvements articulés, remplirait un office analogue à celui d'un broyeur. L'électricité, en s'échappant, donnerait l'impulsion, tandis que la partie vésiculaire passerait dans la bile pour être sécrétée, et que la fluidité du sang serait conduite dans la capillarité des organes.

Nous broyons d'autant plus de globules et dépensons d'autant plus d'électricité, que nos mouvements sont plus précipités, que nos préoccupations sont plus actives, et, qu'en un mot, il y a plus de contractilité chez nous. Plus nos mouvements articulaires sont précipités, soit par suite d'un rude travail, soit par suite de la marche, plus les broyeurs fonctionnent, et plus nous avons besoin de respirer à pleins poumons, pour absorber une plus grande somme d'air, en dégager et en animaliser l'électricité. La fatigue, la faim, la soif, le redoublement d'appétit, ne sont que la conséquence d'une dépense excessive d'électricité et du besoin d'en puiser dans l'air et dans les aliments, en les chimifiant et les chylifiant.

Les hommes soumis à des occupations telles, que leur corps fonctionne peu, ont généralement l'esprit très-actif, parce que le cerveau et le cœur sont chez eux les principaux broyeurs; il en est de même des hommes atteints de la paralysie des membres inférieurs, ou privés de ces membres par amputation.

Par l'effet de la volonté, on peut faire refluer le sang, c'est-à-dire ce qu'on appelle indistinctement fluide sanguin et fluide vital, vers telle ou telle partie de l'organisme, et les globules, charriés en abondance vers telle partie, cédant sous la moindre contraction des fibres, même les plus déliées, l'électricité s'en dégage, et c'est ainsi qu'en magnétisant, nous la sentons s'échapper par l'extrémité de nos doigts, sous l'influence des plus légers mouvements.

Durant le sommeil, état de repos, état souvent d'accablement, les mouvements du corps et la contractilité des organes essentiels étant considérablement diminués, la dépense d'électricité est moindre, et de là cessent généralement les préoccupations de l'esprit. Cependant, lors même du sommeil, nous accumulons en nous l'électricité sous l'influence de la respiration, de l'assimilation des molécules d'air qui en contiennent et de la chylification des aliments ingurgités: aussi avons-nous de nouvelles forces au réveil; quelquefois du trouble et des rêves pendant le sommeil.

Enfin la mort n'a lieu, après absence préalable d'absorption et distribution suffisantes, que parce que l'état d'atonie générale est poussé à un tel degré, que toute contractilité des organes devient impossible et que dès lors aucun globule ne dégage plus d'électricité pour entretenir la vie. Tout mouvement cesse, la vie se retire, le corps se glace, mais l'esprit est encore là... Puis arrive la décomposition des parties, le corps pourrit, les globules crèvent et le peu d'esprit qui reste s'exhale dans l'infini.

D. Confondez-vous ensemble ce qu'en magnétisme chacun appelle fluide magnétique et fluide électrique?

R. Lorsqu'il faut parler le langage usité aujourd'hui, et nécessairement parler pour être compris, ils se confondent sur mes lèvres comme sous ma plume quand je traite des émissions magnétiques. Mais en dépit, et d'ailleurs tout ce qui est, et nous-mêmes conséquemment sommes de nature ignée et lumineuse; en dépit de ce que *le fluide* qui s'échappe de nos doigts lors de la magnétisation est perçu par nos sujets lucides, qui l'accusent être, et être lumineux; ne pouvant me convaincre que ce même fluide parcourt et circule continuellement dans notre organisme *à l'état de fluide*, je préfère m'arrêter à cette opinion de l'électricité *contenue* et circulant renfermée dans ces capsules ou globules constatés, s'en échappant, sous la pression contractile de la volonté aussi bien que du mouvement, pour, se combinant aussitôt avec notre fluide calorique, revêtir alors un caractère aimantif ou magnétique.

D. Comment expliquez-vous les phénomènes que produit l'action de ce fluide pénétrant les personnes magnétisées?

R. Les phénomènes magnétiques que provoque sa présence dans l'organisme des sujets chez qui nous l'introduisons, dérivent, dans certains cas, d'un augment de principe de vie *intelligentée* qui développe d'autant plus leurs facultés vitales et intelligentes, en vertu, en quelque sorte, de ce que la collectivité et l'union font la force; aussi bien comme, dans d'autres cas, du cachet d'intentionnalité qu'emporte avec elle cette électricité animalisée en nous et déversée en autrui. Enfin, ce fluide est essentiellement aimantif et magnétique, en ce que nos atomes électro-caloriques allant s'unir aux atomes similaires chez les sujets que nous magnétisons, nous pouvons facilement, par de simples *passes*, à l'aide de notre principe sain et actif transfusé, rétablir l'harmonie de la circulation dont nous facilitons le retour; circulation dont le défaut est, sinon la cause, tout du moins la conséquence de toutes les maladies, et dont le rétablissement tend à en effectuer la guérison.

D. Dans quelles dispositions préalables faut-il que l'homme soit placé pour agir sur son semblable au moyen du magnétisme?

R. L'homme agit sur son semblable, au moyen du magnétisme, après s'être imposé le recueillement et en faisant ensuite appel à la volonté.

D. En quoi consistent l'action du recueillement et celle de la volonté?

R. L'action du recueillement est le résultat du silence et de l'isolement que nous nous imposons momentanément, à l'effet, par un reploiement de nos facultés expansives, de reporter toute notre puissance d'attention sur un seul point; aussi bien comme, en magnétisme, l'action de la volonté consiste, par le fait du désir soutenu que nous en avons, à diriger vers certaines parties de nous-mêmes, puis à émettre ce principe de force qui est en nous; qui est en nous à l'état latent durant le sommeil calme, à l'état actif aussitôt qu'a lieu le réveil et l'agitation de nos membres; à l'état actif et parfaitement équilibré lorsque nous marchons tranquillement; à l'état infiniment plus actif, selon que nous soulevons un objet fort pesant, arrachons un arbre ou soutenons une lutte physique.

D. L'homme ne pourrait-il pas agir sur son semblable par le seul fait du recueillement, ou par le seul fait de la volonté?

R. Par le seul fait du recueillement, l'homme ne produirait rien sur son semblable; car le recueillement est tout le contraire de l'expansivité indispensable en magnétisme. — D'autre part, en recourant à la volonté, en l'absence d'un recueillement préalable, il serait susceptible de dépenser une somme très-grande de fluide vital propulsé sans produire d'effet marqué, parce que, durant l'irradiation diffuse qui aurait lieu, il ne saurait imprimer à son émission fluidique une direction convenable. En un mot, il ressemblerait à celui-là qui, voulant arroser le pied d'un arbuste, jetterait vivement dans la direction de la tige de la plante, aussi bien par l'orifice béant que par la pomme de son arrosoir, l'eau qu'il pourrait contenir, au lieu de la répandre avec mesure et convenance à l'aide de cet instrument.

D. A quoi peut être utile à l'homme l'action du magnétisme produite par son semblable?

R. A la conservation comme au rétablissement de sa santé, en équilibrant, diminuant ou augmentant, à l'aide de passes aimantives, la somme de fluide vital mal réparti, congestionné ou faisant défaut, qui dans ces conditions perturbe la santé et entretient la maladie.

D. Le magnétisme produit-il encore d'autres effets?

R. Oui, et entre autres le somnambulisme et même l'extase chez certaines personnes.

D. Qu'est-ce que le somnambulisme magnétique?

R. Le somnambulisme magnétique est la faculté qui est donnée à l'homme, sous l'influence d'un sommeil apparent et d'un excessif redoublement d'activité intellectuelle, de s'abstraire, quand tel est son désir, une fois en cet état, de toutes choses et personnes environnantes, pour, en raison de sa puissance de contention d'esprit et de sa force émissive et propulsive d'électricité animalisée et intentionnalisée, voir, sentir et savoir ce qui se passe de plus ou moins secret, et même d'absolument secret, soit autour de lui dans un rayon fort étendu, aussi bien comme aux plus grandes distances, et de pouvoir en rendre compte, tandis qu'il est en cet état que l'on appelle aussi l'état de somnambulisme lucide.

D. Un sujet somnambule lucide, magnétisé par des personnes quelles qu'elles soient, donne-t-il toujours des témoignages de lucidité également satisfaisants?

R. Non, et cela par suite de mille causes diverses qu'indiquent le bon sens et l'expérience. Mais, entre toutes, je dirai que lorsque sont parfaitement sains les organes cérébraux du sujet, il importe essentiellement que le magnétiseur soit profondément sain d'esprit. Un homme léger, superficiel, à idées continuellement mobiles, à plus forte raison un incrédule systématique et un homme aux idées rétrécies, obtiendront moins et concourront beaucoup moins à la constante manifestation de lucidité d'un sujet qu'ils auront à diriger ou à livrer à un public de consultants, que le fera un homme grave, réfléchi et philosophe intelligent.

Il est un fait élémentaire auquel on ne songe pas assez, à savoir : que *le principe intelligent* dont nous sommes une des manifestations par suite du jeu de nos organes, n'est pas plus interné en nous que n'y est interné l'air qui nous sustente et que, par leur fonctionnement, nos poumons aspirent et rejettent.

L'intelligence, l'instruction et l'éducation sont choses très-différentes entre elles... et un sujet lucide gagnera toujours en lucidité et en développement d'intelligence, alors qu'il se trouvera placé sous l'influence constante de la transfusion du principe sain d'un magnétiseur intelligent, c'est-à-dire doué d'organes propres à élaborer, puis à rayonner le principe intelligent.

D. Qu'est-ce que l'extase?

R. L'extase, dans son maximum d'intensité, est la complète immobilité et insensibilité de l'être placé sous le coup de l'excessive contention d'esprit et abandonné au minimum de vitalité qu'il soit donné à l'homme de conserver.

D. L'extatique a-t-il des perceptions?

R. Oui, l'extatique a des perceptions dont, à l'encontre du somnambule, il ne peut généralement rendre compte qu'une fois ramené à son état normal ou à l'état de somnambulisme; mais, placé sous l'influence d'une trop forte contention et surexcitation d'esprit qui l'annihile entièrement, ses perceptions ne sont, le plus souvent, que des hallucinations, à moins, ce qui est très-rare, d'une excessive perfectibilité des organes à l'aide desquels il est donné de percevoir.

D. Est-il des religions qui condamnent la pratique du magnétisme?

R. Non, et, loin de là, l'histoire nous apprend que les prêtres de l'antiquité pratiquaient cette science dans leurs temples.

D. L'éducation religieuse et la pratique plus ou moins austère des devoirs qu'imposent les différentes religions, concourent-elles à rendre chez l'homme la pratique du magnétisme plus ou moins facile?

R. Quelle que soit l'éducation religieuse, du moment que l'homme est imbu de l'esprit de sagesse, qu'il a un cœur bienveillant et charitable, et qu'il vit selon la loi de Dieu, au mépris du dire contraire d'une foule d'hommes inintelligents, il peut produire en magnétisme des effets profondément sensibles.

D. Est-il néanmoins une religion dont la pratique conduirait plus facilement qu'une autre l'homme à obtenir des résultats sensibles?

R. La religion dont, préférablement à toute autre, la pratique conduirait assurément l'homme à produire les plus sensibles effets, serait celle qui, ne se bornant pas à *enseigner* des préceptes de charité et d'amour du prochain, en *inculquerait* le plus profondément possible, *au moyen de l'exemple,* les principes et les besoins au cœur de l'homme.

D. Lorsque des hommes se préoccupent peu de leurs devoirs religieux, peut-on juger à leurs aspirations politiques quels sont ceux qui sont les plus propres à la pratique du magnétisme?

R. Oui; car les hommes politiques se partagent en deux catégories bien distinctes : les hommes d'action et les hommes de réaction. Les hommes d'action sont les hommes de progrès, d'initiative et d'expansivité; les hommes de réaction sont les hommes timorés et toujours repliés : ils sont eunuques en toutes choses.

L'homme de cœur et d'imagination, toujours empressé à faire acte de dévouement, sera infailliblement un bon magnétiseur, lorsque, recueilli et instruit préalablement en cette pratique, il aura appris à se connaître. Mais il ne faut pas juger l'homme politique à l'étiquette qu'il lui plaît de placer sur son sac; il le faut juger à ses œuvres et bien voir celui qui se rapproche le plus du Christ, car tel est le modèle.

D. En se soumettant à l'action magnétique, tous les hommes peuvent-ils en ressentir les effets?

R. Oui, tous les hommes sont appelés à ressentir les effets de l'action magnétique, mais ils ne la ressentiront pas tous aussi promptement, ni aussi immédiatement profonde.

D. Quelle sera la cause de cette différence d'appréciation?

R. La cause pourra être dépendante de la nature, tempéraments ou idiosyncrasies différentes de magnétiseur à magnétisé; aussi bien comme elle pourra n'être dépendante que d'une condition de lieu, atmosphère et mesure généralement variable de temps à employer pour faire éprouver des effets à celui-ci comme à celui-là.

D. Tous les hommes sont-ils également aptes à faire ressentir les effets de la magnétisation à leurs semblables?

R. Non, car indépendamment de ce qu'il est beaucoup d'hommes incapables de rien comprendre et rien croire, il en est considérablement qui sont incapables de réflexion et impuissants à manifester le moindre instant de recueillement et la moindre persistance dans la volonté. Il en est d'autres qui, vrais parasites partout où on les rencontre, sont continuellement absorbants et rarement émissifs. Semblables à ceux qui ne sont riches que de l'esprit d'autrui, ils font éponge partout où ils se présentent, et, pareils en outre à des sangsues trop pleines, ils ne peuvent donner que ce qu'ils ont à dégorger. D'autres que moi, dans un autre ordre d'idées, les ont appelés *fruits secs;* on les retrouve partout.

De tels hommes sont les vampires des magnétiseurs, et, loin qu'ils soient propres à fournir, il faut, lorsqu'on les connaît, les tenir éloignés de ceux que l'on entreprendra de magnétiser.

D. Comment faut-il s'y prendre pour magnétiser?

R. Il faut d'abord se placer dans les meilleures conditions voulues et ensuite avoir recours aux procédés usités aujourd'hui.

D. Quelle est la meilleure condition désirable?

R. Le froid étant contraire au dégagement du fluide vital, il faut qu'il fasse chaud dans l'endroit où l'on se dispose à magnétiser; il faut éviter les courants d'air et les allées et venues des assistants qui tendent à rompre en sa plasticité la projection du fluide dirigé sur le sujet; aussi bien, comme par rapport à lui et à soi-même, il faut éviter les distractions qu'ils pourraient occasionner. De plus, le magnétisme étant un déversement et une transfusion d'une somme sensible du principe de vie du magnétiseur, il faut que celui-ci se sente jouir de la plénitude de la santé, se sache prudent et se trouve animé des sentiments les plus bienveillants.

D. Quel est le meilleur procédé?

R. Quand on ne tend à rien de plus qu'à produire des effets légèrement sensibles, ou même le sommeil, il consiste à faire asseoir commodément un sujet et à se placer debout en face de lui, ou bien assis sur un siége un peu plus élevé que le sien, afin de rendre le mouvement des bras moins fatigant, lorsqu'en faisant des *passes* il faut élever la main vers le sommet de sa tête. On magnétise quelquefois des deux mains, mais généralement de la main droite exclusivement.

Après avoir commandé le silence, s'être recueilli un instant et s'être imposé la volonté d'agir, on élève le bras, et, la main étant ouverte et les doigts quelque peu fléchis, on l'étend au-dessus de la tête du sujet, la descendant lentement depuis le sommet jusqu'au creux de l'estomac, avec le ferme désir de sentir s'échapper de l'extrémité de chacun des doigts une chaleur soutenue, accompagnée souvent de petits picotements semblables à ceux que fait ressentir le dégagement d'étincelles électriques (1). Ce parcours de la main qui a lieu sans toucher le corps, et en suivant la ligne médiane, demande une demi-minute; on peut donc le répéter trente fois en l'espace d'un quart d'heure que durera la magnétisation, en ayant soin de maintenir quelque peu de temps la présence de la main lorsqu'elle est descendue à la hauteur de la racine du nez, aussi bien comme lorsqu'elle atteint le creux de l'estomac. Ce mouvement de la main ouverte, constamment descendue avec lenteur, et puis remontée immédiatement et fermée à son point de départ, est ce que l'on appelle *passes*.

D. Obtient-on *constamment* et *immédiatement* des effets à l'aide de ce moyen?

R. Non, par suite de circonstances déjà données à pressentir; mais ce temps est suffisant pour atteindre des natures sensibles, et d'ailleurs, après quelques instants de repos, il est facile de recommencer.

D. Dans quelles conditions doit s'offrir le sujet?

(1) Ces étincelles électriques, car ce n'est pas autre chose, se traduisent en globules dans l'eau magnétisée.

Lorsque je veux magnétiser de l'eau dans un verre, je ne l'emplis jamais qu'à moitié : je le place sur la paume de ma main gauche, en en relevant en même temps les doigts contre sa partie extérieure, puis réunissant en pointe les doigts de ma main droite, je les introduis dans le verre jusque sur la surface de l'eau que je magnétise. Au bout de quelques minutes, quelque fois dix minutes, il se forme au fond du verre et contre ses parois internes une quantité innombrable de globules dont le volume, mais non pas la quantité, correspond à celui de ceux que l'on aperçoit dans un verre dans lequel on vient de verser du champagne. Ces globules que forme ici l'électricité que je dégage, on les retrouve dans les vaisseaux sanguins où l'électricité atmosphérique s'engage et se développe.

R. Il doit être silencieux et passif, durant l'opération, avoir désir de se sentir pénétré par l'action de son magnétiseur et appeler en lui les effets de la magnétisation, afin de connaître et s'instruire. Il doit être dans cette disposition d'esprit particulière à tout homme qui attend une *révélation* qui l'intéresse, sans qu'elle doive lui être pénible.

D. La magétisation ne peut-elle pas parfois produire des accidents graves?

R. Jamais, lorsque le magnétiseur est observateur prudent et qu'il sait démagnétiser à temps.

D. Comment faut-il s'y prendre pour démagnétiser?

R. A peu près comme pour calmer une syncope ou faire revenir d'un évanouissement : donner de l'air et l'agiter autour du sujet avec une serviette mouillée ; faire de grandes passes le long des bras et des jambes, souffler fort et souffler froid sur le sommet de la tête et sur le front ; mouiller d'eau fraîche, au besoin, le front et les tempes ; frictionner le dos et l'estomac et faire boire quelques gorgées d'eau. Ceci est pour les cas compliqués et embarrassants; mais le plus souvent il suffit de quelques légères passes transversales tant sur le front que sur l'estomac.

D. En dehors du *somnambulisme-révélateur* qu'il produit, à quoi peut être utile le magnétisme ?

R. Le magnétisme peut être employé avec succès dans les cas ou l'éthérisation est pratiquée d'une façon plus ou moins incertaine et dangereuse et, en outre, quelle que soit la nature des affections, le magnétisme porte en lui une vertu curative appréciée par les médecins et chirurgiens qui savent y avoir recours.

D. Quelle est, en dehors des cas de maladie, l'action que l'homme magnétisé doit attendre du magnétisme?

R. Une magnétisation saine et bienveillante concourt toujours chez l'homme à diminuer sa fatigue s'il en ressent, et, toujours aussi, à maintenir et rétablir l'harmonie des fonctions du corps et de l'intelligence.

D. Si grande que soit la lucidité des somnambules, leur est-il possible d'acquérir la connaissance du passé et de l'avenir ainsi que du présent?

R. Oui.

D. Comment expliquez vous cette merveilleuse faculté?

R. Puisqu'il s'agit de lucidité, je ne parlerai pas, relativement à ce que nous appelons le passé, de la facilité avec laquelle certains sujets peuvent s'assimiler la pensée. A cet égard je renverrai au chapitre V de mon *Guide du Consultant et des Incrédules*, où je traite et explique — *in extenso* — la question de *l'assimilation de pensée*. Relativement à ce qui tient à l'avenir, **PASSÉ, PRÉSENT, AVENIR** n'étant qu'un en Dieu qui *est*, en qui tout *est* et pour qui rien ne s'efface ou disparaît, je traiterai ensemble les deux questions du passé et de l'avenir, et ai besoin de les prendre de haut...

Pour nous, tristes et chétifs êtres, étroitement rivés à notre pauvre globe que nous n'habitons qu'un instant, il y a mesure de temps comme il y a mesure d'espace; nous comptons les jours que les nuits divisent, et de cette division, se compliquant des mois, des saisons et des années, naissent le passé, le présent et l'avenir. Mais pour Dieu il n'y a pas de nuit succédant au jour, tout est lumière; et comme il n'y a pas de division du temps, tout est présent, sans passé ni avenir.

A quelque hauteur que nous nous élevions en notre état de veille, et quel que soit ce qu'il nous plaît d'appeler *l'immensité* d'horizon que nous embrassons de l'œil, nous ne voyons guère au delà de ce petit peu de terre sur lequel posent immédiatement nos pieds. Mais si nous savons que, lorsqu'il est midi à Paris, il est minuit à Pékin; qu'ici il fait jour et que là il fait nuit, nous ne devons pas oublier que Dieu remplissant la véritable immensité, au sein de laquelle se meut non-seulement notre monde, mais aussi le nombre infini des mondes qui se meuvent tous avec une rapidité excessive, et Dieu les enveloppant de toutes parts, pour lui il n'est point d'obscurité; partant, point de nuit; partant, point de division; partant, point de succession de temps.

Jour et nuit, cet effet de transition que nous trouvons si sensible, l'est incomparablement moins pour Dieu que pour nous d'être éclairés par le soleil dont les rayons, traversant le matin les vitres de nos fenêtres, vont, en nous abandonnant, plonger, à quelques heures de là, à travers celles des maisons faisant face à la nôtre. Dans cet état il y a toujours lumière pour nous, et, si peu que nous soyons occupés, à peine saurions-nous, sans le secours de notre pendule, que, suivant la classique expression, le temps à marché...

Lorsque nous poussons sur un billard une bille qui tourne rapidement, pouvons-nous dire : nuit, jour; passé, avenir, à mesure qu'elle tourne sur elle-même? Non, la rapidité de ses évolutions nous en empêche. Eh bien, notre globe tourne sur lui-même plus rapidement encore.

Ce n'est pas tout!... Il est certain que, si la moitié de notre bille de billard était colorée en noir, tandis que l'autre moitié demeurerait blanche, nous pourrions, tant vivement qu'elle tournerait étant seulement poussée sur le billard, distinguer passagèrement le blanc du noir. Mais que serait-ce?... non-seulement nous n'aurions pas le temps d'articuler alternativement blanc et noir, mais notre œil n'aurait pas même celui de se fixer un seul instant sur la couleur. Et si une quantité considérable d'autres boules, représentant en notre pensée tous les mondes en mouvement, tournaient dans le même moment, opposant les unes aux autres le noir au blanc et le blanc au noir, aurions-nous le temps de compter mentalement les évolutions?... Non, pour nous ce serait la confusion; mais pour Dieu, qui continuellement enveloppe, pénètre et dirige toutes les sphères en mouvement, qui, en les enveloppant de sa substance lumineuse, intelligente et présente partout, sait et voit à la fois le dessus, le dessous, le centre et toutes les parties, il n'y a ni confusion, ni obscurité, ni division de temps. Le mouvement étant continuel, tout est le présent; et Dieu dirige simultanément le mouvement des sphères comme Habneck, voulant l'harmonie, dirigeait à la fois tous les instruments de son orchestre.

Il est vrai que Dieu ne peut faire que mon ami, mort l'an dernier, soit encore vivant cette année et à l'état présent auprès de moi; que les blés, en été, n'aient forcément remplacé la neige de l'hiver; mais au milieu de l'évolution rapide des sphères composant ce monde au sein duquel tout *est*, il n'est pour Dieu ni passé ni avenir, ni été ni hiver. Car si la neige est ici, la végétation est là; sur ce même globe dont la révolution s'accomplit en vingt-quatre heures, qui ne sont rien pour lui et que son œil embrasse dans toutes ses parties à la fois : et tout *étant*, c'est en s'élevant et s'immisçant par l'épanouissement, l'éthérisation et la fusion de sa substance *intelligentée* en la substance – Dieu, que le sujet somnambule réalise tantôt la connaissance certaine, tantôt le pressentiment du passé et de l'avenir, qui ne sont passé et avenir que par rapport à nous qui, moins qu'un rouage imperceptible de millionième de seconde au sein du mouvement universel, divisons en nous usant à fonctionner ce que nous appelons le temps.

Le sujet somnambule lucide voit l'actualité et, parlant notre langage pour être compris de nous, puis se plaçant à notre point de vue touchant passé et avenir, il voit et sent le passé, qui, dans une certaine mesure, relié qu'il est à l'actualité et confondu avec elle, est perceptible pour lui ; il voit et pressent l'avenir, qui, dans une certaine mesure, toujours relié à l'actualité et confondu avec elle, est perceptible pour lui. Et je dis *dans une certaine mesure*, parce que la mesure de perception est relative à la puissance d'épanouissement et de fusion du fluide vital et intelligent du sujet avec la substance-Dieu, puissance d'épanouissement qui, d'autant plus qu'elle est plus étendue, le prédispose mieux à ressentir les vibrations inspiratrices, car souvent, dans son sommeil, le sujet ne pouvant expliquer la cause, la voie de ses perceptions, répond qu'il sent que la chose est et que quelque chose du dehors le lui inspire, — *in spirare*, — le lui dit en dedans de lui. Mais si sa faculté d'épanouissement et de fusion était plus grande, plus étendue et, comme la substance-Dieu, pouvait s'étendre indéfiniment, il verrait tout le passé et tout l'avenir d'un même coup d'œil, et non partie du passé et partie de l'avenir. Il serait tout en Dieu et aucun coin du voile étendu devant nous ne serait impénétrable pour lui : incarné à ce que nous appelons l'actualité, il voit passé et avenir dans la mesure de son rayonnement, de son épanouissement.

Au milieu de tout cela, nous autres atomes, qui passerions des années à parcourir à pied, si faire se pouvait, la circonférence de notre globe dont la révolution est si rapide, nous voyons le temps succéder au temps, et, autre mesure, le progrès au progrès... Mais le progrès *est* et il fut de tout temps; et lorsque nous disons que le progrès s'opère chaque jour, ce n'est qu'une simple forme de langage, employée pour définir une chose mal comprise, incomprise généralement, et pour l'intelligence de laquelle un vocabulaire convenable est entièrement à faire. Tout ce qui est et sera progrès pour nous *est* en l'actualité, et Dieu n'a pas à l'opérer; — *opus, operare.* — Seulement Dieu, activité perpétuelle, qui fait, défait, refait perpétuellement des mondes, nous y pousse plus ou moins rapidement, selon que, dans son évolution continuelle, notre planète se rapproche davantage des mondes plus en progrès que le nôtre, et que nous nous trouvons, par dispositions morales développées, d'autant plus facilement atteints par certaines vibrations qui s'en échappent et nous pénètrent, ou sommes imbus du sentiment du progrès par le fait de la saturation inspiratrice de la fécondation atmosphérique qui en rayonne, fécondation et saturation d'autant plus puissamment inspiratrices pour nous, que, je le répète, nous nous élevons davantage dans la région des mondes plus intelligents.

D. Quel est le moyen de perception que Dieu a mis à la disposition de l'homme, dit en état de somnambulisme lucide?

R. Tout est de nature ignée; tout est lumière. Toutes choses, et l'homme, lui-même, rayonnent une lumière phosphorescente, et sous l'influence de cette lumière, dont les rayons se croisent et se confondent, toutes choses se voient entre elles. Conséquemment, l'homme mis en état de somnambulisme, jouissant de la perception de cette lumière et pouvant se guider au milieu d'elle, peut aussi voir toutes choses, sans que quoique ce soit, puisse être de nature à s'y opposer. Car tout est de nature ignée et tout corps quel qu'il soit, est éclairé par sa propre lumière qu'il rayonne; ce qui fait que dans la nature tout se voit et se sait. Cela nous prouve surabondamment qu'au moment de la mort, voués que nous sommes aux prétendues ténèbres, la mort devient vraiment l'agrandissement de la vie; car l'ange des ténèbres n'est plus désormais qu'un ange de lumière, et épanouis et sublimés à l'état universellement lumineux, nous vivons au sein de tout ce qui est; et tout étant lumineux nous voyons tout, savons tout et nous confondons avec tout. DIXI.

Nota. A l'occasion de la publication de ce *Catéchisme*, j'ai pris titre d'*Orthodoxie magnétique*, et j'ai dit : Maintenant en dépit de mes critiques, marquis et sacristains, j'attache ma plume au cimier de mon casque ; mes amis l'y verront toujours avec plaisir, et mes détracteurs n'oseront y porter la main pour me réfuter sérieusement. Au vent seul appartient désormais de l'enlever, dût-il la porter chez les Esquimaux.

Ce catéchisme, néanmoins, ne pouvant être qu'un travail élémentaire, fort circonscrit, je dirai à ceux qui veulent compléter leur instruction en magnétisme, voyez, si bon vous semble, mon *Guide du Consultant et des Incrédules*, et mon *Manuel élémentaire de l'Aspirant magnétiseur*.

J'indiquerai en outre à ceux qui se montrent désireux de parfaire leur éducation en cette science, l'*Essai de psychologie physiologique* de l'honorable Chardel, ex-membre de la chambre des députés et ex-conseiller à la cour de cassation ; l'*Introduction au Magnétisme* par Aubin-Gauthier ; le journal l'*Union magnétique*, dont le prix d'abonnement n'est que de 5 fr. par an ; celui du *Magnétisme* qui coûte 10 fr., et celui de la *Magie du* XIXe *siècle*, dont le prix ne s'élève qu'à 12 fr. A l'aide de ces trois journaux traitant chacun de matières variées, mais des plus neuves et des plus intéressantes qui se rattachent au magnétisme, les partisans de cette science se sentent marcher avec leur siècle, et sont toujours en état de comprendre et de pouvoir reproduire les phénomènes révélés.

Il est surtout un ouvrage récent, à la lecture duquel on peut se récréer profondément : je veux parler des lettres *Odiques magnétiques*, écrites par le chevalier de Reichenbach, traduites de l'allemand et publiées par Cahagnet. Les lettres *Odiques*, au nombre de quinze, sont extraites de deux volumes grand in-8° publiés récemment, mais en langue allemande... par le chevalier de Reichenbach. Ce petit volume, qui contient près de cent trente pages de *format Charpentier*, ne coûte que 1 fr. 50 c. Ce fragment est un véritable trésor ; ce n'est pas une verroterie plus ou moins miroitante, valant au plus les trente sous qu'en demande l'éditeur : c'est un vrai diamant, et de la plus belle eau, qui vaut ses trente louis, et dont l'œil de l'intelligence ne peut jamais se repaître assez.

Ce petit ouvrage est une révolution complète qui, loin pourtant de renverser ce que, sous l'influence de l'observation, de l'intuition et de la révélation, nous avons pris à tâche d'écrire depuis **1847**, vient le confirmer d'une manière absolue par la science et par des expériences que chacun peut faire; car, ainsi qu'il le dit lui-même, M. de Reichenbach *met à chacun la clé à la main pour produire les mêmes faits et obtenir les mêmes résultats qu'il a obtenus.*

Pour expliquer la cause des phénomènes dont il parle, M. de Reichenbach n'entre pas dans une exposition de théories plus ou moins contestables et acceptables; il ne discute pas, il va droit au fait et dit : En procédant comme ceci et comme cela, me plaçant dans telle condition, j'ai obtenu ceci et cela; l'effet a été visible, patent, tangible. Il s'adresse aux hommes du monde et aux savants, et il suffit de posséder les notions les plus élémentaires et même les plus vagues de la chimie et de la physique pour pouvoir répéter soi-même toutes les expériences intéressantes de M. de Reichenbach. Enfin, et s'il faut, quoique auteur de plusieurs ouvrages en vente en ce moment, dire le mot entier au sujet de M. de Reichenbach, je dirai que tout ce qui a été écrit jusqu'à ce jour est peu de chose auprès de ce qu'il nous offre : *La confirmation des faits et effets avancés par la preuve matérielle et palpable.* M. de Reichenbach enferme le vieux monde dans un cercle à jamais rivé, et ouvre une ère nouvelle..... Le premier âge et l'exercice ancien du magnétisme qui remonte aux temps primitifs et fut pratiqué dans l'antiquité, étant devenu lettre close après bien des siècles d'oubli, d'ignorance superstitieuse, de tortures et de craintes, il vient de lui faire franchir tout à coup sa période de *Renaissance.* Il nous laisse apercevoir, qu'à part d'aussi intéressants que consciencieux travaux produits récemment, et relatifs à l'affirmation des tables tournantes et parlantes, avec ou sans continuité de contact et en dehors des hallucinations des spiritualistes, tous ceux qui ont fait ou dit avant lui, et j'entends, depuis le commencement de ce siècle jusqu'à nos jours, n'ont fait qu'un plus ou moins intéressant travail de pionniers. Je le répète, il ouvre une ère nouvelle, éclairée par l'expérimentation savante. Honneur à lui, que je me sens heureux d'applaudir tout en m'inclinant jusqu'à terre ! Honneur à la vraie science, dont il a plu à Dieu de faire resplendir le rayon à travers ce cerveau humain choisi par lui ! *Dilexit et elegit Deus !...*

MAGNÉTISME

SIMPLE COUP D'ŒIL

LE

TRIPLE ÉLECTRO-GALVANIQUE

DE M. REBOLD

EST UN ANTI-CURATIF CONTRAIRE AU MAGNÉTISME

Lorsque nos docteurs, voire même nos marquis-docteurs, qu'on dit tant et si riches, se montrent si avares de leur or, il me faut bien faire circuler ma monnaie.

Mais. . . . . que s'ils étaient pauvres, bien loin d'être riches? Ah! *it is the question...*

SIMPLE COUP D'ŒIL

LE TRIPLE-ÉLECTRO-GALVANIQUE

DE M. REIBOLD

est un ANTI-CURATIF contraire au magnétisme

Brouillons, c'est vous qui troublez toute l'Église!
PASCAL, *aux Jésuites.*

M. Rebold m'a reproché avec véhémence de parler trop souvent de Dieu et de ses œuvres; je vais, aujourd'hui, laissant Dieu de côté, parler de M. Rebold et . . . . de son œuvre.

Le 23 février 1852, nous rappelle M. Rebold, parut un décret du président de la République, instituant un prix de 50,000 francs, en faveur de la découverte qui rendra la *pile de Volta* applicable, avec économie; soit à l'industrie, soit à l'éclairage, soit à la chimie, soit *à la médecine pratique.*

Art. 3. Le concours demeure ouvert pendant cinq ans....

On pouvait ne pas se presser et produire avec réflexion, mais . . . . . s'imposer un frein quand le génie déborde, ou mieux encore quand la soif d'argent commande? . . . .

Vers la fin de 1853, M. Rebold fit paraître une brochure d'une quarantaine de pages environ; inconnue de tous les libraires, si ce n'est des principaux — nous dit-il — qui ne la vendent pas, au grand préjudice de TOUS les malades qu'il promet de guérir.

Dans cette brochure, intitulée : *la Médecine du pauvre et du riche,* les observations préliminaires abondent ; elles comportent vingt pages, et M. Rebold fait savoir à ceux qui lui font l'honneur de le lire, qu'étant l'inventeur d'un *triple-électro-galvanique,* machine éminemment curative de *toutes les affections du genre humain,* pour lesquelles la vieille médecine, l'homéopathie, le magnétisme et l'hydrothérapie ne présentent que des inconvénients, on le trouvera toujours disposé à . . . . . entrer en négociation avec les personnes qui, *dans l'intérêt de l'humanité,* voudront mettre son moyen curatif en pratique partout où il leur plaira ; en France comme à l'étranger, ajoute-t-il !

De son intérêt particulier, M. Rebold ne dit pas un mot ; il est bon prince et se montre très-réservé sur ce chapitre. D'ailleurs, il se dit membre de plusieurs sociétés savantes et philanthropiques . . . . . et c'est bien beau la philanthropie, lorsqu'à soi seul, sans autre moyen qu'une machine, et quelle machine, M. Rebold ! on pense pouvoir couper les vivres à tous les médecins du globe ; allopathes homéopathes, magnétistes et hydrothéropathes. Seulement, M. Rebold fait savoir qu'il *a demandé un brevet* et qu'il doit concourir, machine en mains, pour le prix offert par le décret précité.

Et maintenant, bonnes gens, *prenez son ours!...* car, que vous faut-il de plus? Il a savamment examiné toutes les méthodes curatives, et il a trouvé que le galvanisme offrait *seul* le moyen de guérir *promptement et certainement* les affections innombrables du corps humain ! ! !

Est-il à douter maintenant qu'un pareil membre de nombreuses sociétés scientifiques puisse ne pas obtenir le prix de 50,000 francs, et ne se soit livré de suite à de nombreuses négociations, pour, philanthropiquement. . . . . . faire tourner sa machine sur la terre et sur l'onde. Vite des autels et de l'encens, et surtout des offrandes à ce nouvel Esculape! Trop heureux mortels, désormais affranchis de toutes maladies, accourez en foule et faites splendidement votre devoir ; infirmes, chantez et dansez ; et, quant à moi, j'espère pouvoir brûler bientôt ma jambe de bois, pensant que le peu de bonne chair qu'il me reste va s'allonger avec les os, sous l'influence des courants du triple-électro-galvanique.

Cette conclusion de la guérison prompte et certaine des *innombrables affections du corps humain*, est basée, nous dit M. Rebold, sur une suite d'observations desquelles il résulte, 1° : — et notez bien que c'est ici 1° — car dans les vingt pages d'observations préliminaires que comporte la brochure de quarante pages, je n'ai pas trouvé de 2°. Peut-être aurait-il fallu les vingt autres pages pour l'exposer; mais alors que fût devenu le fait?

Enfin cette conclusion est basée sur ce que le corps de l'homme se trouvant *plongé* dans l'atmosphère, *comme le poisson dans l'eau*, où il *pompe* l'électricité atmosphérique par tous les pores de sa surface, M. Rebold pourra lui en revendre encore s'il lui en faut davantage.

Hein! comment trouvez-vous cela; n'est-ce pas charmant de style et de comparaison? Voyez-vous l'homme marchant jusqu'alors les pieds sur le sol, dont il ne peut les détacher, se trouvant maintenant plongé dans l'atmosphère, bien que son état soit plutôt celui d'un poisson qui serait condamné à se mouvoir au fond de l'eau? Le voyez-vous, *pompant* désormais l'électricité, que l'acte de la respiration, la pesanteur et la compressivité de l'air qui l'environne et le presse, ont suffi jusqu'à ce jour à faire pénétrer en lui par tous les pores! O membres des nombreuses sociétés scientifiques, quel divin membre vous comptez parmi vous! quel membre... quel membre!

M. Rebold nous dit ensuite comment il réunit à l'électricité galvanique, deux autres agents identiques et tout aussi puissants ayant chacun quelques propriétés distinctes; il veut parler des électricités animale et végétale, et il avance qu'il est parvenu à élargir... le cercle de cette science.

En attendant, M. Rebold, tout en nous faisant savoir qu'il s'honore d'être élève de M. Dupotet, qui, certes, ne sera pas fier d'un tel élève, M. Rebold nous dit que le magnétisme est une chose dont chacun parle, comme on parle du vent, sans savoir d'où il vient, ni où il va; que cette science admirable est un sujet d'amusement, et n'est même qu'un jeu pour beaucoup de ceux qui se disent ou qui se croient magnétiseurs; que la plupart des hommes sont incapables — et il fait certainement exception pour lui — d'examiner avec réflexion les phénomènes de notre vie instinctive et de... *pénétrer ses régions.*

Puissance du génie, que tu es sublime! Mais aussi, malheureux humains, pauvres poissons sur le sable, pourquoi êtes-vous trop souvent inconséquents?... Ainsi, comment se fait-il qu'après nous avoir dit que l'homme *pompait* l'électricité dans l'atmosphère, et après avoir déblatéré contre le magnétisme, M. Rebold vienne actuellement nous dire, sur la même page, qu'il doit déclarer tout d'abord que l'étude du magnétisme, *de cette science tant calomniée*, l'a conduit à reconnaître que ce qu'on appelle fluide magnétique, n'est autre chose que de l'électricité *produite par le cerveau.*

Tout à l'heure l'homme se trouvait plongé dans l'atmosphère comme le poisson dans l'eau, et il y pompait l'électricité atmosphérique; voilà maintenant que c'est le cerveau humain qui *produit l'électricité.*

O Jupiter tonnant, ton cerveau seul devait être grand comme le monde entier!

Toujours conséquent avec sa manière de raisonner, M. Rebold, qui, tantôt nous a dit que le magnétisme, science sublime, n'était qu'un amusement et un jeu, *même pour les magnétiseurs!* et qui nous a dit aussi ce qu'il pensait de l'homéopathie, impropre à guérir les innombrables affections du corps humain, nous dit maintenant qu'il procédera absolument comme elle. C'est sans doute, s'il est tant soit peu logique, afin d'arriver aux mêmes résultats d'impuissance curative dont il accuse l'homéopathie.

Le *triple-électro-galvanique*, ajoute-t-il, renferme, produit et développe trois électricités, à savoir : *l'électricité animale*, qui s'y trouve accumulée par des procédés particuliers — Il y a mis son cerveau tout entier — *L'électricité végétale*, qui peut y être développée par un grand nombre de substances des plus salutaires et des plus énergiques dont disposent l'allopathie et l'homéopathie; et, enfin, *l'électricité minérale ou galvanique*, produite par une nouvelle pile dont la force des deux courants peut se produire à volonté.

L'homéopathie, par exemple, administrant ses médicaments par doses infinitésimales et prétendant ne faire ainsi passer dans le corps que la quintessence de la substance, M. Rebold renferme, pêle-mêle, dans un appareil, un grand nombre de plantes des plus salutaires et des plus énergiques, et faisant violemment passer au travers un courant électrique qui vous pénétrera en entraînant la quintessence de la substance, il vous transfusera à pleine poitrine, et quel que soit votre mal, de la belladone et de la cigüe, du pavot et de la valérianne, de la chicorée et de la bourrache, etc., etc.; véritable *thé à la mère Gibou*, si n'est qu'il est infiniment plus dangereux. Cela fait, l'assimilation nécessaire aura lieu d'elle-même; ou... peu importe !

Grand merci du triple-électro-galvanique ; voyez ce qu'il vaut et n'en usez guère. Puis, laissons-là la brochure de M. Rebold qui, d'un bout à l'autre, heureux comme le poisson dans l'eau, toujours plongeant, toujours pompant, nous prouve que le membre des nombreuses sociétés scientifiques et philanthropiques s'est constamment nourri *ejusdem farinæ*.

J'ai dit, en tête de mon article, que le triple-électro-galvanique était contraire au magnétisme : essayons de justifier mon assertion. Je vais surtout parler de cette soi-disant électricité végétale qui s'en dégage; c'est la chose capitale ! et il me suffira, sans doute, d'avoir démontré à tous ce qu'elle vaut, pour que je puisse m'exempter de parler du reste.

Toute personne assise sur un tabouret isolé et se soumettant quelques instants à l'action d'une machine électrique, dégageant surabondamment de l'électricité, sent immédiatement s'entr'ouvrir tous les pores de son être et jusqu'aux tissus capillaires, sous l'influence des effluves qui la traversent; assurément que dans certaines affections cutanées qui s'opposent aux émanations de notre corps, en resserrant ou obstruant les pores de l'épiderme, suspendant ainsi l'acte de la transpiration, il peut être fort utile de soumettre des sujets à l'action de l'électricité d'une machine plus ou moins chargée; car alors les pores s'entrouvent, bon gré, mal gré, et *si le magnétisme vient en aide*, la souplesse et l'élasticité peuvent être rendues à l'épiderme, par suite de la transfusion du principe calorique et vital du magnétiseur. Il est encore bon de les y soumettre, lorsque dans certaines parties de l'organisme s'accumulent des gaz ou même le fluide nerveux; mais, hors de ces cas tout particuliers, je doute que l'action d'un appareil électrique puisse être utile, et je la crois au contraire plutôt nuisible.

Il est certain cependant que l'action magnétique étant produite aussitôt après que le corps a été traversé par des courants électriques, cette action est plus spontanément et plus vivement ressentie; parce que le magnétisme n'étant autre chose que la transfusion en autrui d'une partie plus ou moins abondante du principe de vie qui est en nous, cette transfusion s'opérera d'autant plus promptement que les pores de l'épiderme seront plus dilatés, plus entrouverts.

Et comment en général s'opère cette transfusion de notre principe?

Elle s'opère : 1° rien que par le seul fait du rapprochement des individus malgré l'absence de tout contact;

2° Par le contact;

3° A l'aide d'émissions volontaires et intentionnelles, avec ou sans contact.

Notre corps émanant toujours à la suite des absorptions aux quelles il est contraint, il en résulte que lorsque deux personnes s'approchent l'une de l'autre, elles entrent forcément dans l'atmosphère de chacune d'elles, et les poumons de l'une absorbent nécessairement par acte d'aspiration, les molécules expirés par ceux de l'autre, *et vice versà*. De là, le principe de l'un pénètre l'organisme de l'autre, d'autant plus que ce principe mêlé et combiné avec l'air ambiant qui forme l'atmosphère de chacune des deux, elles sont en outre pénétrées réciproquement par tous les pores de la surface de l'être, et elles arrivent ainsi à être l'une dans l'autre, aussi bien comme, réunis en grand nombre, nous arrivons à être *tous dans un* et *un dans tous*. Mais dans ce cas de transfusion du principe de vie de l'un dans l'autre, par simple voie de rapprochement et sans intention préconçue, ce principe, bien que circulant en nous, demeure généralement, mais non pas exclusivement, à l'état passif.

Il devient tant soit peu actif lorsqu'il y a contact sans intention d'influence déterminée, et il agit alors, et communément, d'une façon plus sensible sur le moral que sur le physique. Ainsi lorsqu'après une rencontre fortuite, s'abordent passagèrement deux personnes en se donnant la main, elles s'impriment l'une l'autre, et à leur insu, un souvenir plus longtemps durable de leur rencontre. L'être physique de chacune des deux a ressenti une vibration de laquelle résulte pour l'être moral une véritable impression, agréable ou désagréable suivant le cas, sous l'influence de cette passagère et souvent banale étreinte; et pourtant l'être physique de l'un pourrait être plus profondément atteint que son être moral, mais *à posteriori*, si émanant tous deux sensiblement leur principe calorique et essentiellement pénétratif, et les pores de leur épiderme étant très-dilatés, l'autre avait une gale, une lèpre, une dartre, etc.

La poignée de main représente à juste titre l'alliance, — on pourrait même dire l'alliage, — l'union, le mariage, la fusion, la force, la confiance réciproque ou bonne foi, etc. Tous ces symboles sont dus à l'influence, très-connue des anciens, de l'action magnétique que cet acte si simple est capable d'exercer, par suite des vibrations bien ressenties qu'il imprime dans une foule de cas.

N'oublions pas cependant qu'alors que, rien que par le fait du rapprochement des individus, malgré l'absence de tout contact et bien que *sans intention préconçue*, de même que par suite du contact *sans intention d'influence déterminée*, il y a eu par suite de l'abondante et continuelle irradiation d'un homme de nature sensiblement expansive et profondément rayonnante, transfusion du principe de vie de l'un dans l'autre, la communion spirituelle peut se produire et se manifester immédiatement.

Absolument comme lorsque l'esprit du Christ pénétrait ses disciples, et plus particulièrement ses apôtres, c'est-à-dire rayonnait en eux, alors que Jésus était au milieu d'eux; les pénétrait encore lorsque éloignés de lui ils tournaient leurs pensées vers lui, c'est-à-dire absorbaient son rayonnement étant en cet état.

Absolument comme mon esprit, c'est-à-dire partie de mon principe de vie active et *intelligentée*, est en cette table actionnée par moi, laquelle se soulève, se dresse, danse et bondit tour à tour, tourne à droite, tourne à gauche, s'abaisse et se renverse, énonce des chiffres ou frappe des coups, pensés ou non par moi, etc., etc.; le tout au gré de ma fantaisie, ou mieux de mon désir soutenu, qu'il y ait ou non pour tout cela continuité du contact.

Par les émissions volontaires nous transfusons plus ou moins abondamment en autrui partie de notre principe de vie, et en dehors des effets curatifs dus à la bonne qualité du principe transfusé et bien dirigé, nous produisons des effets physiques et moraux en rapport avec notre intention arrêtée, parce que cette portion de notre principe de vie qui pénètre l'organisme des sujets que nous magnétisons, étant toujours en corrélation avec notre principe plus abondant en nous-même, il s'en trouve être le prolongement et lui fait écho. Ainsi dans le cas où nous changeons l'eau en vin pour des sujets somnambules, aussi bien que lorsque nous faisons mimer nos mouvements par des sujets, endormis ou non, ce n'est pas précisément parce que nous pervertissons leur moral que nous arrivons à ces résultats, mais bien parce que ayant transfusé en eux une somme sensible de notre principe, nous enchaînons leur volonté, les réduisons à la passivité, les privons de leur libre arbitre et arrivons, en dernier lieu et successivement, à leur imposer notre propre volonté; vu que notre principe en eux demeure l'analogue de notre principe en nous. C'est pourquoi, levons-nous le bras, ils lèvent le bras; remuons-nous la tête, ils remuent la tête; voulons-nous que l'eau soit du champagne, et l'eau est du champagne : parce que pour tous ces actes il y a intention et volonté exprimés *en nous*, et qu'en même temps que notre principe émis les pénètre et épanouit leurs organes d'intuition, il se produit en eux des vibrations qui communiquent à la sensitivité de l'être toute la force de développement dont elle est susceptible. Donc notre principe transfusé crie en eux comme en nous et, sous toutes les formes, peut nous rendre l'image, l'écho parfait de nos actes, de nos paroles et même de nos préoccupations tant soit peu actives.

Et que ceci, au moins, n'aille pas sembler extraordinaire, car c'est la simple histoire de notre enfant qui nous ressemble en venant au monde, puis en se développant, tant au physique qu'au moral ; toujours par suite de ce que le principe de vie qui a été transmis étant notre principe, il obéit forcément à sa loi d'analogie.

Le principe entraîne la ressemblance ; c'est en vertu de cette loi que tout gland, principe quintessencié et transsudation du chêne, produit un chêne : et lorsque chez nos enfants la ressemblance n'est pas, la cause en est, comme chez les plantes, aux greffes ou écussons adventifs, et alors il nous faut souvent nous retourner du côté des amis ou des nourrices pour remonter au principe du résultat apparent.

Que si l'ayant placé sous l'influence du magnétisme, c'est-à-dire sous l'influence de la transfusion de notre principe vital *intelligenté*, nous questionnons un sensitif sur la cause de cet effet d'influence irrésistible, il nous répondra : Je me livre à tous ces actes malgré moi, d'abord parce que *quelque chose me dit que vous le voulez ainsi*, et, en outre, parce que *m'entraîne une force à laquelle je ne puis me refuser d'obéir.*

Cette volonté et cette force ne sont autres que le prolongement de notre volonté et de notre force ; en un mot, de notre principe intelligent et actif transfusé et, en quelque sorte, substitué chez le sujet au sien propre, et conservant quoi qu'en lui, et par corrélation, son identité avec le nôtre.

C'est en vertu de cela que nous augmentons aussi le *summum* d'intelligence dévolue aux sujets somnambules, lorsque chacun d'eux étant magnétisé fréquemment et constamment par un homme plus intelligent qu'eux, ils arrivent à force de transfusion, à être profondément imbus d'un principe supérieurement intelligent qui, saturant leurs organes d'intuition, se révèle en eux par leurs bouches, aussi bien comme chez la table par ses évolutions et ses énonciations exactes.

L'homme d'une intelligence ordinaire gagne à vivre au milieu d'hommes plus intelligents que lui, et perd à vivre avec des sots. On prend les manières, le ton, la tournure d'esprit et jusqu'aux expressions de langage de ceux avec qui l'on vit ; on s'imprègne involontairement. A vivre continuellement au milieu des fous, on court soi-même grand risque de devenir fou ; fût-on savant médecin attaché à l'établissement dans lequel ils sont mis en traitement.

L'action magnétique, avons-nous dit plus haut, s'excerçant sous l'influence de la volonté, est donc plus spontanément et plus vivement ressentie lorsque le corps a été pénétré par ces effluves d'électricité s'échappant d'un appareil électrique qui le traversent à l'état de courants, au risque d'entraîner dans ces courants, ou de chasser devant elles notre propre électricité vitale ; c'est-à-dire au risque de nous donner la mort par soustraction de forces si, loin d'être en nous à l'état de fluide circulant, *notre électricité vitale et animalisée n'était précisément contenue dans ces myriades de capsules ou globules qui contiennent en même temps notre sang.* Mais cette action magnétique produite sous cette influence et si vivement ressentie, est-elle durable en nous et peut-elle produire d'heureux effets? Non. Et la raison en est bien simple car, les pores de l'être étant extrêmement ouverts, nous sommes aussitôt affranchis de l'action qu'atteints par elle; exactement comme après nous être soumis quelques instants à celle de la machine électrique.

Le magnétisme, pour être curatif, demande à pénétrer l'organisme lentement et à petites doses successivement introduites, et ne peut acquérir cette force de plasticité qui s'attache aux organes qu'il doit rendre à leurs fonctions, qu'autant qu'il peut se fixer sur ces organes; et pour cela il ne faut pas créer préalablement une masse de courants violents qui lui offrent une foule d'issues, sinon il passe et ne s'attache pas. Dès lors il ne produit aucun bien, aucun effet durable, et le magnétiseur s'épuise.

Le magnétisme animal, je le répète, doit être introduit lentement, à petites doses, sous la seule pression de la force de *pénétrativité* que lui donnent et la volonté et sa nature calorique; qui plus est, il doit y avoir en quelque sorte incubation, gestation du fluide qui, en sa plasticité, demande à se fixer sur les parties affectées et solliciteuses d'être restaurées. Mentionnons ici toutefois, pour mémoire seulement, les passes dites à grands courants, lesquelles employées dans des cas peu fréquents, soulagent, pallient, remédient souvent, mais ne guérissent pas : espèces de pastilles de Vichy qui peuvent venir fort à propos en aide aux mauvaises digestions, mais sont insuffisantes pour détruire le mal qui les produit.

L'homéopathie a raison lorsque, administrant ses médicaments par doses infinitésimales, elle prétend faire passer dans le corps la quintessence de la substance qui, *une fois ingurgitée*, y séjourne en s'y développant, et peut dès lors produire ses effets curatifs sur les parties affectées de l'organisme. Mais vouloir, à l'aide d'un courant électrique passant à travers des plantes telles quelles, choisies au seul gré de l'ignorance, et dont le principe volatil sera chassé hors de nous aussitôt qu'introduit à grands courants, sans qu'aucun atôme y séjourne ; vouloir à l'aide d'un pareil moyen *guérir les innombrables affections du corps humain*, c'est, si ce n'est pire, être atteint de démence et faire croire à une action imaginaire et trompeuse, annihilante de toute action magnétique bien dirigée et compromettante pour les malades qui, dans le plus grand nombre de cas, n'en pourront éprouver rien de bon.

Et d'ailleurs, pourquoi donc M. Rebold, qui nous parle d'électricité minérale et végétale, a-t-il cru pouvoir s'affranchir de créer tout à la fois des appareils contenant l'un de la terre, l'autre de l'eau ; celui-ci de l'air à tout instant renouvelé, et cet autre du feu. Il me semble que l'homme n'est pas tellement étranger à l'action de ces éléments qu'il ne puisse, comme son poisson dans l'eau, y pomper des moyens de réconfort.

M. Rebold qui est membre de tant de sociétés scientifiques ne doit pas ignorer que des affections nerveuses sont souvent guéries, rien que par de copieuses aspirations des émanations de la terre après de fréquents orages ; d'autres affections sont guéries après s'être étendu plus ou moins de temps sur un sol fortement échauffé par les rayons du soleil. De certains guérissent au moyen d'eau simple bue en abondance et de bains froids pris fréquemment, au sein desquels l'homme absorbe et animalise une partie de l'électricité qui s'en dégage, aussi bien que de la terre. D'autres guérissent en se promenant au grand air, et à d'autres, enfin, on recommande de s'exposer le corps nu à la chaleur pénétrante du foyer ; un lit bassiné, des serviettes chaudes, des couvertures sortant d'être repassées avec des fers chauds, etc., etc.

Mais, qu'est-il besoin du triple-électro-galvanique de M. Rebold ? l'homme sain a de tout cela ; il est un microcômé. Il porte de tout cela, et bien plus encore, dans son appareil ambulant, et, peut le transporter, le transfuser, et surtout le fixer à toute heure en proportion convenable et en développement normal, *préalablement animalisé;* c'est-à-dire immédiatement propre à l'assimilation, et cela rien qu'à l'aide de la magnétisation qui, au dire de M. Rebold, semble n'être bonne à rien, même alors qu'elle est pratiquée par des magnétiseurs expérimentés.

Arrière donc le triple-électro-galvanique, machine inutile et nuisible, dont le mérite tant vanté par M. Rebold, bien qu'il soit loin d'égaler la vertu curative du simple baquet de Mesmer, doit être considéré comme faisant partie de ces innombrables *blagues* dont est infecté le corps social.

LE

PILORI DU MAGNÉTISME

AUX HOMMES ENCLINS A L'ARBITRAIRE.

Lorsqu'investi d'une somme sensible de confiance, ou d'une somme égale d'autorité, l'on empoisonne lâchement ou l'on flétrit sans jugement, l'un vaut l'autre.

A Castaing et à l'arbitraire je préférerais Laubardemont.

LE

PILORI DU MAGNÉTISME

Au célébrissime docteur du Planty, président de la Société philanthropico-magnétique... salut!

Tout docteur et marquis que tu es, toi qui censures et blâmes mes écrits, si tu es seul à le porter, je te le prédis, ces mêmes écrits iront beaucoup plus loin que ton nom.

28
Pulvis es et in pulverem . . . 18—54.
10

Exclu des deux Sociétés magnétiques de Paris, présidées l'une par un baron, l'autre par un marquis, moi, qui ne date que de 1830, où je laissai une jambe par amour pour la liberté, j'en appelle à mes concitoyens, à mes lecteurs sympathiques, de l'esprit d'intolérance qu'ont manifesté à mon égard, et que sont parvenus à faire partager à beaucoup, des hommes qui, sous la pompe de leurs vains titres, étalés orgueilleusement, sont toujours en pleine voie de réaction et ne peuvent tolérer aucune contradiction.

Dire, penser ou écrire, c'est fort peu de chose; mais, profondément imbu de l'esprit de justice, oser prendre seul fait et cause pour des intelligences modestes, que veulent absorber et ensuite étouffer des coteries jalouses autant qu'astucieuses, c'est s'exposer à l'éternelle rancune, aux incessantes vilenies des hommes dont l'orgueil et l'iniquité rongent l'âme. Que si, en outre, et traitant au point de vue de la philosophie des questions de l'ordre le plus élevé qu'offrent les phénomènes du magnétisme, il vous arrive par aventure, cherchant à faire apparaître la vérité, d'écarter du bout de votre béquille quelques brins de cette vieille mousse qui, toujours renaissante, recouvre depuis de longs siècles les champs d'une théodicée et d'une politique surannées, vous voyez aussitôt se dresser contre vous, en sifflant avec rage, toutes ces vipères que l'herbe recouvre ; et les scorpions et les crapauds immondes vous auraient bientôt enveloppé par leur nombre et inondé de leur venin, si vous ne saviez trouver en vous la force de les châtier du bout de cette même béquille.

En faisant paraître le *Catéchisme* qui précède, dans le journal l'*Union magnétique*, organe de la Société philanthropico-magnétique, je pressentais bien ce qu'il en adviendrait; et mes pressentiments ne me trompent jamais.... Je le pressentais si bien, que j'ai clos par ces mots : *Amen dico vobis, quia unus vestrum me traditurus est*, cette épigraphe de mon préambule devenue curieuse.

La *Société Philanthropico-Magnétique*, qui prétend régenter le comité du Journal, s'est insurgée contre moi dans la personne de ses président et vice-président, et, au mépris des règlements de la susdite société, entraînant plusieurs membres au moyen de leurs folles harangues, ces messieurs se sont, à huis-clos, loin du siége de la Société et sans convocation générale de ses membres, proclamés infiniment trop dignes pour vivre en ma compagnie ; puis ils se sont décerné l'honneur de m'inviter à cesser mes doubles fonctions de rédacteur du Journal et de membre de cette *philanthropique Société*, enragée rivale de la *Société du Mesmérisme* qui, en bonne et charitable sœur, lui rend non moins philanthropiquement amour pour amour.

Comme tout ceci s'est fait à l'instigation d'un sieur Rebold, dont je n'ai pas voulu chanter dans le journal l'*Union magnétique*, son triple-électro-galvanique que je n'approuve pas, et du marquis et du docteur du Planty qui l'approuve et pour cause. . . . . ce serait peut-être chose fort curieuse que de placer en regard de ma lettre de congé, à moi signifiée par un autre marquis de La Panhouillère, et contre-signée par. . . . . un major de la 2e légion, certaines lettres de ce charmant président et docteur du Planty, qui tout en me félicitant relativement à plusieurs de mes ouvrages, voulut bien me reconnaître du mérite avant que fût fondé le journal l'*Union magnétique*, dans lequel j'ai écrit, mais n'ai pas voulu *chanter*.

Il est vrai qu'il a fort bien pu se tromper alors sur mon compte, ce cher docteur, qui, tant soit peu régence et profondément superficiel, trouve pourtant moyen d'ajouter perpétuellement au lustre de son mérite, en caressant avec infiniment de grâce ses amples manchettes à longs plis retombants, lorsque marquis déconfit, mais affectant les grands airs, il oublie, soutenant noblement sa dignité, son honorabilité, que dis-je! ou plutôt ne cesse-t-il de répéter à tout propos, et s'efforçant à donner certaine valeur à ses arguments, il oublie de faire miroiter entre ses doigts sa tabatière de similor. Il est sans doute quelque peu dépourvu des instincts de l'intellect, ce cher marquis-docteur, et si chez lui le sentiment de l'équité est encore extrêmement vague, c'est qu'en général tout mode de sentiment est probablement chez lui à l'état fort peu développé : il peut n'être tout juste que ce qu'on appelle un homme du monde, sans rien de plus.

Il ignore donc que là où, *lui*, il trône comme roi, lorsqu'il s'agit de magnétisme, j'ai, *moi*, droit au moins au bâton de maréchal, si relativement à lui, je n'ai droit à la tiare. Que si un jour à la suite d'un terrible désastre, et au mépris de conventions stipulées, on a pu, après accusation formulée, mettre en cause un maréchal de France, à qui, tout en lui donnant des bourreaux pour juges, on permit au moins de faire entendre sa défense; on s'est permis vis-à-vis de moi, et au mépris des statuts d'une Société, de réunir à l'écart une trentaine d'hommes de parti qui, divisant la Société et ne formulant aucune accusation, ont décidé sans m'appeler à leur barre, sans constituer de juges entre eux, ni m'inviter à faire choix d'un défenseur s'ils ne voulaient m'entendre en personne, qu'il fallait à tout prix que je fusse exclu d'une Société, pourvue depuis son existence de statuts et règlements concernant ses membres. Ces hommes ont fait dans un verre d'eau, un coup d'Etat contre moi et contre la majorité de la Société qui d'abord s'est récriée vivement, puis enfin s'est signée et résignée de crainte de déchirements plus grands : il n'y a là rien de bien neuf. Mais ce qui, non plus, ne le sera pas davantage, c'est qu'un jour qui n'est pas loin, il s'élèvera certainement au milieu d'eux une voix qui leur criera bien haut que, moralement, ils ont commis à mon égard une chose bien pire encore qu'un assassinat *juridique;* c'est-à-dire la plus grande lâcheté, la plus vile ignominie dont hommes pussent se couvrir vis-à-vis d'un citoyen honnête homme; et je le suis, et je les défie, en quoi que ce soit et sur quoi que ce soit, d'avancer et prouver le contraire.

Ces messieurs trouvent mauvaise la teneur de mes articles, parce que, selon eux, ils blessent les hommes religieux et, dans un passage de mon *Catéchisme*, parlent des hommes politiques. Puis aussi ma conduite envers plusieurs membres de la Société; et ici, par le mot conduite, ils entendent dire mon langage envers des hommes qui, se disant avoir été, celui-là le Christ, cet autre le bon larron, leur président Nabuchodonosor, leur caissier Pierre le Grand, etc., m'attaquaient à leur point de vue de spiritualistes passablement en démence; ce qu'en même temps d'autres faisant aussi, parce que je ne me montrais pas disposé à entendre leur prière de chanter, ou voir chanter pour leur machine dans le Journal, ils s'attirèrent parfois de vertes admonestations. *Indé iræ*, et ces messieurs ont réagi contre moi.

Eh bien! puisque parlant des hommes politiques j'ai écrit le mot *réactionnaires* dans un passage de mon *Catéchisme*, je dois à ces messieurs de leur faire comprendre ce que j'entends par *réactionnaires*, afin qu'ils ne s'y trompent pas et que, se considérant entre eux, ils puissent se reconnaître au besoin.

Des *réactionnaires*, ce sont des hommes profondément insouciants et inintelligents quant aux lois du présent et de l'avenir de l'humanité; ils sont pusillanimes de leur nature, mais néanmoins courageux jusqu'à la plus excessive témérité, alors seulement qu'ils sont abandonnés à l'aveuglement que cause la violence tempêtueuse des mauvaises passions. Ils sont toujours incapables de discuter, disputent et ergotent sans cesse, ne pouvant jamais marier deux idées rationnelles ensemble et aboutir à une conséquence logique : aussi leur intolérance se montre toujours excessive envers les hommes qui, parlant en déduisant, les mettent constamment à bout d'arguments soutenables.

Les *réactionnaires*, ce sont ces hommes qui, en pleine paix, vous crient aux oreilles qu'il y a trop de monde sur la terre ; qu'on ne peut plus y faire des affaires et qu'il faudrait une *bonne* peste, ou une *bonne* guerre pour en enlever le tiers ou la moitié. Aujourd'hui que, fatalement, le choléra a vidé les hôtels et a fait fuir les étrangers et les riches ; que la guerre entrave le commerce, empêche les transactions internationales et fait baisser les fonds publics, ils crient contre le choléra et la guerre, et sont prêts à maudire le chef de l'Etat, oublieux qu'ils sont de tous les généreux et honorables efforts tentés par lui pour l'éviter ; de toute l'intelligente activité et de toutes les ressources déployées, afin qu'elle employât le moins de temps et coûtât le moins de sang possible.

Ils se montrent stupéfiés, lorsqu'à l'occasion de la mort de l'amiral Baudin, ou dans toute autre circonstance, ce même chef d'Etat laisse sans embarras et sans s'écorcher la bouche, tomber de ses lèvres le mot *citoyen.*

Ils se demandent qui gouverne à l'heure qu'il est, lorsque sur un bandeau d'architecture de la façade du palais de l'Industrie, ils aperçoivent en tête des hommes illustres dont les noms sont rappelés à la reconnaissance et à l'admiration du monde entier, celui de F. Arago qui, après le 2 décembre, refusa le serment à Louis-Napoléon qui cependant crut devoir le maintenir dans ses fonctions.

Ils ont perdu la tête le jour où, jugeant plus digne de mettre Barbès en liberté en le proclamant un honnête homme que de le laisser s'éteindre dans un cachot, ils ont appris qu'un décret était rendu qui ordonnait de lui ouvrir les portes de sa prison.

Ils oublient qu'aujourd'hui, en 1854, comme en tout

autre temps, tout doit émaner d'en haut ; et, plus royalistes que le roi, ils tendent à déconsidérer celui à qui ils demandent à lécher les auges de ses basses-cours.

Les *réactionnaires*, ce sont ces êtres serviles et rampants qui, toujours raisonnant, ou plutôt bourdonnant, mais dépourvus de jugement autant que de sentiment, s'offrent toujours, maladroitement armés du pavé de l'ours, aux yeux du pouvoir trop souvent contraint à s'en servir. Méprisés et foulés, ils trouvent encore moyen de vivre orgueilleusement en se vautrant dans la fange des fossés des châteaux royaux; mais ils en empestent l'air et provoquent des vertiges : sans compter qu'agitant continuellement la vase, ils minent et ébranlent les fondations les mieux assises, et font croûler tous les trônes.

Ces êtres souvent furieux, ils ont tiré sur Louis Blanc, en 1848, ce coup de fusil dont la balle perça la capote du cabriolet dans lequel il venait de monter! . . . qui sait ce qu'ils n'eussent pas fait, et ce qu'un jour ils pourront malheureusement faire? . . . Ignobles et lâches pillards de nos imprimeries, politiques de ruelles et mercenaires toujours à vendre au plus offrant, ils ont dévasté Notre-Dame et Saint-Germain-l'Auxerrois, comme autrefois Saint-Denis ; et si, demain, la France *redevenait cosaque*, on les verrait de nouveau, ces iconoclastes furieux, *foulant aux pieds, le lendemain, celui qu'ils encensaient la veille*, biffer les aigles du pont d'Iéna et attacher, imbéciles qu'ils sont, des cordes au cou de la statue de Napoléon, puis fouetter leurs chevaux à outrance, croyant ainsi pouvoir la précipiter du haut de sa colonne.

Les faux dévots tant scandalisés, ce sont les petits de ceux qui condamnèrent Galilée pour son irrévérance, sans doute, envers Josué; ils ont armé Jacques Clément, Ravaillac et Damiens. Ennemis de toutes les gloires, ils ont vu avec joie Napoléon à Sainte-Hélène, nos grands hommes en exil, et donneraient la main à l'assassin de Louis Blanc. Puisse Dieu et la sagesse des hommes d'État, ne leur offrir jamais que des limes à mordre.

Ceci posé, je puis dire à ceux que blessent mes principes exposés en mes écrits et qu'offusque ma présence au milieu d'eux : Passez, mes braves gens, et marchez toujours le plus près possible du ruisseau, quand il pleut, afin d'éviter de vous mouiller les pieds ; pour moi, je l'enjambe et rentre chez moi, vous laissant d'un demi-siècle en arrière et toujours pataugeant, tournant, barbottant, rivés à ce pilori où j'affiche publiquement votre stupidité.

FIN.

LAGNY. — Imprimerie de VIALAT et Cie.

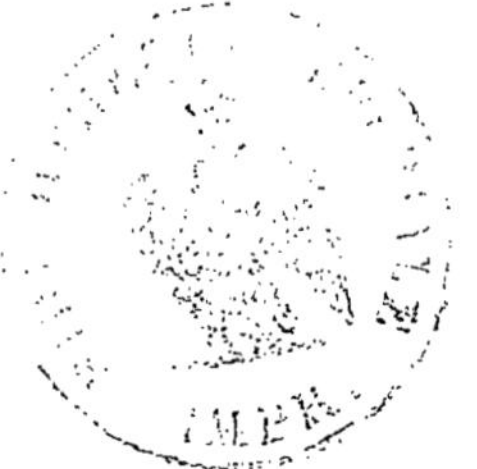

www.ingramcontent.com/pod-product-compliance
Ingram Content Group UK Ltd.
Pitfield, Milton Keynes, MK11 3LW, UK
UKHW020343250726
13967UKWH00005B/2090